APPLICATION DE L'AIMANT

AU TRAITEMENT DES MALADIES

Avec 15 figures dans le texte

PAR LE PROFESSEUR

H. DURVILLE

Directeur de l'École pratique de Magnétisme et de Massage.

(CINQUIÈME ÉDITION)

PRIX : 15 CENTIMES

PARIS
LIBRAIRIE DU MAGNÉTISME
23, RUE SAINT-MERRI, 23
1895

APPLICATION DE L'AIMANT

au traitement des maladies

I. — HISTORIQUE.

La propriété directrice de l'aimant, l'attraction qu'il exerce sur le fer et sur quelques métaux, mais surtout la communication de ces propriétés au fer et à l'acier, lui firent jouer, dans les siècles d'ignorance, un rôle important dans l'art mystérieux des charmes, des enchantements et de la sorcellerie. On le croyait propre à exciter l'amour et on lui attribuait une grande vertu pour ranimer la tendresse conjugale et rapprocher les époux désunis. Il entretenait la concorde entre ceux qui le portaient et pouvait, dans certains cas, servir de communication entre les absents.

Je laisserai de côté ces propriétés mystérieuses qui ne sont pas démontrées, pour apprécier ce que les anciens et les modernes ont pensé de cet agent, au point de vue physiologique et thérapeutique.

Dès la plus haute antiquité, l'aimant était en grande faveur dans la médecine des Chinois, des Indiens, des Égyptiens, des Chaldéens, des Hébreux, des Arabes, des Grecs et des Romains qui l'employaient surtout en topiques et en amulettes.

Quelques peuplades indiennes ont employé l'aimant pour conserver et prolonger la jeunesse.

Aristote, qui vivait au IIIe siècle avant notre ère, parle des nombreuses propriétés médicamenteuses d'une sorte de pierre magnétique qu'il appelle l'*aimant blanc*.

Pline (Ier siècle de notre ère) nous apprend que l'aimant était employé contre les maladies des yeux ; réduit en poudre, on s'en servait aussi contre les brûlures.

Dioscoride (même époque) l'a proposé, pour évacuer les humeurs épaisses des mélancoliques.

Dans son livre de la médecine simple, Galien (IIIe siècle) vante la vertu purgative de l'aimant et son action salutaire contre l'hydropisie. Cette double propriété était très anciennement connue des Hébreux.

Suivant Marcel l'empirique, philosophe et médecin français qui vivait à Bordeaux vers la fin du IVe siècle, l'aimant calme les douleurs de la tête en le portant au cou.

Aétius d'Amida (Ve siècle) parle beaucoup de l'action des aimants appliqués à l'extérieur. Il rapporte, d'après la tradition, que les goutteux, tourmentés de douleurs aux mains et aux pieds, s'en trouvaient délivrés en tenant à la main une pierre d'aimant ; et que cette même pierre était également utile dans les convulsions.

Alexandre de Tralles (VIe siècle) assure qu'elle guérit les douleurs des articulations.

Hali-Abbas, médecin arabe de la même époque, affirme que, tenu à la main ou suspendu au cou, l'aimant remédie aux spasmes et aux douleurs des pieds.

Avicenne (XIe siècle) assure que l'aimant est souverain dans les affections de la rate et qu'il agit comme détersif pour modifier les humeurs. Pris à la dose d'une drachme, dans le vin ou dans une infusion de mercuriale, il réagit contre les désordres causés par l'usage interne du fer. Il pensait que l'aimant s'unissait à ce métal et qu'il en corrigeait les mauvais effets.

Arnaud de Villeneuve (XIIIe siècle) affirme qu'il écarte des femmes les mauvais esprits, et les préserve des maléfices.

Albert le Grand (même époque) affirme que l'aimant exerce sur l'organisme une action puissante et salutaire. Porté au bras gauche, il dissipe les songes, les rêves et les vains fantômes de la nuit ; il chasse le venin du corps et guérit la folie.

Platearius, médecin du XIe siècle, dont les œuvres ont été éditées en 1497, le croyait convenable dans les affections de la rate et dans la mélancolie. Il en prescrivait l'usage à l'intérieur dans les aliments, dans les boissons, et surtout dans une décoction de grande consoude.

Vers le commencement du XVIe siècle, l'aimant était beaucoup employé, surtout contre les affections des nerfs. Paracelse étendit son usage aux affections organiques sur lesquelles l'aimant lui parut avoir une action non moins réelle. Il lui attribuait une propriété d'attirer, qu'il regardait comme très utile dans le traitement du plus grand nombre des maladies qu'il nomme *matérielles*. De cette catégorie sont : l'épilepsie, les écoulements sanguins ou lymphatiques particuliers aux femmes ; la diarrhée, les diverses hémorragies, les fluxions des yeux, des oreilles, du nez, des membres ; l'hydropisie, la jaunisse, etc., etc. Quand les humeurs se font jour à l'extérieur et produisent des plaies, des fistules, des ulcères, on doit encore avoir recours à l'action de l'aimant. Dans les affections nerveuses, il en recommandait surtout l'usage pour combattre les vapeurs, les spasmes, le tétanos et dissiper les attaques d'hystérie. Pour l'application aux différentes maladies, Paracelse expose sa méthode. Possédant quelques notions de la polarité du corps humain, il faisait usage des deux pôles de l'aimant, selon l'effet qu'il voulait obtenir. Ses indications sur ce sujet sont très obscures ; mais c'est ce que l'on peut supposer par la distinction qu'il fait entre ce qu'il appelle le *dos* et le *ventre* de l'aimant. Admettant que sur la même partie du corps, l'aimant attire par un pôle et repousse par l'autre, il faisait ses applications en conséquence.

La doctrine du grand alchimiste fut étendue par Van Helmont, quelques années plus tard. Celui-ci attribue à l'aimant sur les intestins la même action que sur le fer, et lui accorde la propriété de guérir les hernies. Il en recommande l'usage dans le plus grand nombre des affections, et le considère comme souverain dans le catarrhe.

A son époque, on attribuait généralement une grande action à l'aimant sur le fœtus, en raison de l'action qu'il peut exercer sur la matrice. Aussi, quand une femme était menacée d'avortement, il recommandait d'appliquer un aimant sur le nombril, parce qu'il devait avoir la vertu d'attirer l'enfant comme il attire le fer et de l'empêcher de descendre. Plusieurs auteurs sont de son avis.

L'exemple de Paracelse et de Van Helmont fut suivi, et la médecine magnétique prit un grand développement pendant la première moitié du XVIIe siècle.

Gilbert, médecin de la reine Elisabeth, que l'on peut considérer comme le fondateur de la science magnétique, consacre, dans son livre *de Magnete*, un chapitre spécial à l'action thérapeutique de l'aimant. Il reconnaît sa vertu astringente et son action curative contre les hémorragies.

Sérapion vanta l'action de l'aimant en poudre appliqué sur les blessures et sur les plaies envenimées, et cette réputation se maintint longtemps. Si on était blessé par un fer empoisonné, ou mordu par un animal venimeux, il mêlait de la poudre d'aimant dans des emplâtres spéciaux et en couvrait les blessures. Il en faisait prendre également à l'intérieur, et lui attribuait la propriété de faire sortir le venin du corps.

Anselme de Boodt vanta l'usage de l'aimant en poudre, et, comme le précédent, il l'incorporait dans des emplâtres. L'emplâtre d'aimant, malgré quelques propriétés malsaines que l'auteur lui attribue, guérit toutes sortes de blessures, prévient les accidents qui leur sont consécutifs et les purifie de ce qu'elles contiennent d'inutile, de toute malignité, et favorise la régénération des chairs.

Suivant Rattray, l'aimant guérit le catarrhe, les hernies, la fièvre quarte, l'hydropisie, les maux de tête et fortifie la matrice.

Les alchimistes des XVIe et XVIIe siècles attribuèrent à l'aimant les plus merveilleuses propriétés, et épuisèrent tous les secrets de leur art pour lui faire subir diverses préparations qui devaient faciliter et étendre son emploi.

Les uns le faisaient macérer avec de la limaille d'acier, dans les cendres de certaines plantes, pour en extraire ensuite ce que Paracelse appela la *manne de l'aimant.* D'autres étaient persuadés qu'en l'exposant au soleil, après l'avoir calciné avec le soufre, il acquérait les plus grandes vertus. Quelques autres, enfin, l'ont soumis à la distillation, pour en retirer une espèce de mercure auquel ils attribuaient une valeur non moins grande. Presque tous en préparaient des magistères.

Agricola et Faber ont décrit divers procédés pour en retirer un *sel,* une *huile* et une *quintescence d'aimant.*

Mylius (1675) nous dit que l'aimant était encore employé sous d'autres formes dans un grand nombre de maladies. On en composait des élixirs pour combattre le catarrhe et faire couler la pituite, une mixture contre les vers, et différents remèdes pour les yeux.

Stockerus donne la composition d'un gargarisme magnétique contre les maux de dents.

Le sel d'aimant d'Agricola était recommandé comme vulnéraire, astringent et balsamique. Appliqué extérieurement, il guérissait les plaies et arrêtait la chute des cheveux ; à l'intérieur, il combattait la diarrhée.

Vers le milieu du XVIIe siècle, on réagit contre le magnétisme alchimique et les médecins revinrent aux anciennes applications de l'aimant.

Maxwel, savant écossais, qui fut médecin du roi Charles II, pratiqua avec succès la médecine magnétique et publia un curieux ouvrage sur la question.

Le P. Kircker, savant jésuite allemand, s'attacha d'une façon spéciale à l'histoire du magnétisme. Dans plusieurs ouvrages qui sont encore précieux à consulter, il démontre que toute l'antiquité employa l'aimant à divers usages, et fournit des renseignements sur les méthodes thérapeutiques employées de son temps et sur les résultats obtenus. Comme plusieurs auteurs l'ont dit avant lui, il affirme que l'aimant porté au cou guérit les spasmes, calme les douleurs nerveuses et hâte l'accouchement.

Pierre Borel, qui prit une part active dans la discussion qui eut lieu à son époque entre les partisans et les ennemis du magnétisme, affirme que, porté au cou, l'aimant exempte la femme des suffocations de la matrice, calme les douleurs des dents et des oreilles en le frottant contre les parties affectées. Il fait aussi mention d'une manie causée par la matrice, qui fut guérie, en faisant porter pendant quelque temps à la malade un aimant sur la région de l'estomac.

Zwinger se servit encore avec succès de la poudre d'aimant pour combattre une incontinence d'urine chez une jeune fille. Il dit aussi que l'aimant remédie aux spasmes occasionnées par les vents.

Jusque vers le commencement du XVIIIe siècle, on n'employait guère que l'aimant naturel. L'application n'était pas facile. D'abord, la pierre d'aimant est difficile à travailler; sa force est relativement peu considérable, et il faut souvent une grande masse pour obtenir l'effet que l'on désire; ensuite, son prix est trop élevé.

On surmonta les obstacles, en communiquant à l'acier trempé, toutes les propriétés de l'aimant naturel. Le perfectionnement des procédés permit bientôt de dépasser la nature, c'est-à dire de faire des aimants plus forts que les meilleurs aimants naturels. On put alors multiplier le nombre des pièces, varier la forme de celles-ci selon les besoins, augmenter et perfectionner les moyens d'application.

Un peu plus tard, l'expérience apprit aux physiciens l'avantage que la thérapeutique pouvait retirer de l'électricité. L'analogie que le *magnétisme* présente avec l'*électricité* attira encore l'attention générale vers le premier et les traitements magnétiques se multiplièrent rapidement, surtout en Allemagne, en France et en Angleterre.

Depuis longtemps, l'aimant était reconnu pour guérir les maux de dents. Vers 1765, Klarich, médecin du roi d'Angleterre et physicien à Gottingue, fit de nombreux essais. Les résultats qu'il obtint engagèrent d'autres observateurs à diriger leurs recherches vers ce but. Klarich appliqua en outre l'aimant avec le même succès contre les douleurs, la surdité, la paralysie. Wéber, médecin à Walfrode, suivit en Allemagne l'exemple de Klarich, et obtint des résultats remarquables sur les maladies des yeux.

Vers 1770, Mesmer commença à attirer l'attention. Il appliquait l'aimant en vertu d'une théorie qui lui était particulière. Il admettait l'existence « d'une influence mutuelle entre les corps célestes, la terre et les corps animés. Un fluide universellement répandu et continué de manière à ne souffrir aucun vide, dont la subtilité ne permet aucune comparaison, et qui de sa nature est susceptible de recevoir, propager et communiquer toutes les impressions du mouvement, est le moyen de cette influence. Il se manifeste particulièrement dans le corps humain des propriétés analogues à celles de l'aimant. On y distingue des pôles également divers et opposés qui peuvent être communiqués, changés, détruits ou renforcés ». Par son analogie avec le fluide nerveux, il peut « guérir immédiatement les maladies de nerfs et médiatement toutes les autres ». En pénétrant les tissus, il rétablit l'harmonie dans les organes, par la distribution uniforme du fluide dont le mouvement était troublé.

Mesmer employait ordinairement de petits aimants qui revêtaient la forme des parties sur lesquelles on les appliquait. Il en plaçait de chaque côté du corps, sur le milieu du corps et sur l'épine dorsale. Dans quelques cas, il en plaçait d'elliptiques sous la plante des pieds ; dans d'autres, sous les genoux. Dans les vomissements et dans les crampes d'estomac, il en appliquait un sur le cœur ; dans les coliques, il le plaçait sur le nombril. Tous ses aimants étaient portés jour et nuit, étroitement serrés contre la peau.

Depuis quelques années, le père Hell étudiait le magnétisme minéral au point de vue physique, quand une dame, qui souffrait de violentes crampes d'estomac, vint le prier de lui confier un de ses meilleurs aimants pour être employé contre le mal qui lui rendait la vie intolérable. Elle rapporta promptement l'objet qui avait entièrement produit l'effet désiré : elle était guérie.

Frappé de ce résultat, le célèbre astronome voulut faire l'expérience sur d'autres malades. A l'exemple de Mesmer, il fabriqua des aimants de toute forme et en fit de nombreuses applications. Un homme abandonné par l'art, tourmenté depuis longtemps de spasmes et de convulsions, reçut en quelques jours un soulagement sensible ; et bientôt les accidents se calmèrent pour ne plus reparaître. Une vingtaine d'autres malades, dont plusieurs paralytiques, furent guéris en présence de médecins connus et estimés.

Une dispute s'éleva entre Mesmer et le père Hell au sujet de la priorité de cette application. Tous les deux publièrent dans les journaux le résultat de leurs cures, et Vienne devint le foyer d'où la pratique magnétique se généralisa dans toute l'Allemagne.

A l'exemple de Mesmer, Unzer, célèbre médecin d'Altona, étudia attentivement l'action thérapeutique de l'aimant et publia ses observations (1775). Le traitement d'une jeune femme qui, à la suite de plusieurs couches laborieuses, avait éprouvé des spasmes, des contractions, des crampes, de la paralysie, puis une faiblesse si considérable des muscles de la tête qu'elle pouvait à peine la soutenir le frappa tout particulièrement. Dès les premières applications, il observa une amélioration considérable.

Le docteur Deiman, à Amsterdam, traduisit en hollandais l'ouvrage de Unzer. Dans la préface, il rend compte de la guérison, obtenue en 11 jours, d'une femme de 57 ans, affectée de paralysie des deux bras et d'une surdité complète de l'oreille gauche. A la même époque, le même auteur annonçait, dans une lettre, qu'il traitait deux autres malades par les aimants : 1° un homme affecté depuis 2 ans d'un tremblement excessif de tout le corps, la tête penchait à gauche et la parole était très difficile ; 2° une jeune fille affectée depuis 2 ans d'une violente rétraction de la jambe, suite d'une fièvre tierce, était dans un état alarmant qui se compliquait de fièvre hectique. Au bout de 14 jours, les deux malades étaient sensiblement améliorés : chez le premier, le tremblement était disparu, la tête se redressait, la parole était plus libre et la fièvre avait cessé ; chez le second, la jambe était redressée et la marche devenait possible.

En 1777, le docteur Heinsius, à Sorau, publia un ouvrage où il décrivit 7 observations sur différentes maladies, dont 2 épilepsies, où l'aimant fut employé avec succès.

Un physicien distingué, de Harsu, membre du grand conseil fédéral à Genève, correspondant de la *Société royale de médecine*, étudia l'application du magnétisme sous toutes ses formes et posa les bases d'un traitement méthodique pour les différentes maladies. Au magnétisme animal, il ajoute l'application raisonnée des aimants ; et pour seconder l'action de ceux-ci, qui n'est pas toujours suffisante, il emploie l'eau aimantée en boisson, en lavages, en lavements, en lotions, en bains généraux et locaux.

Appliqué ainsi à l'intérieur et à l'extérieur, le principe de l'aimant lui paraît être le plus puissant des stimulants et des apéritifs. Sa faculté dépurative lui paraît surtout bien constatée. De ces deux propriétés, il conclut que l'aimant est souverain dans le traitement du plus grand nombre des affections chroniques ; et pour le démontrer, il rend compte des effets qu'il a obtenus dans plusieurs cas de rhumatismes, dans les fluxions des yeux et des dents, dans les maladies des articulations ; dans certaines espèces de tumeurs lymphatiques telles que loupes, goître, écrouelles ; dans les engelures et les accidents nerveux tels que spasmes, contractions, contractures propres à l'hystérie; crampes, épilepsie. L'ophtalmie, la surdité et certaines paralysies lui ont également fourni de remarquables succès.

En France, les docteurs de la Condamine, à Romans; Razoux, à Nîmes; Sigaud de la Fond, Descemet, Missa, à Paris, et plusieurs autres appliquèrent l'aimant avec succès. Mais c'est surtout l'abbé Le Noble, chanoine à Vernon-sur-Seine, qui prit la plus large part à l'étude des applications de l'aimant au traitement des maladies. Dès 1763, ses aimants pour les dents étaient très appréciés. En septembre 1777, il lut à la *Société royale de médecine* un mémoire sur ses travaux; et cette société savante qui, quelques années plus tard, s'éleva avec tant de violence contre le magnétisme animal, nomma une commission composée de Mauduyt et Andry pour constater l'efficacité de l'aimant dans le traitement de quelques maladies. Mauduyt n'ayant pu suivre les expériences d'une façon assez constante, fut remplacé par Thouret.

Les deux commissaires remplirent leur mission avec la plus scrupuleuse attention et firent un rapport qui fut lu et discuté.

Ce rapport, auquel j'emprunte beaucoup des documents qui précèdent, est rédigé tout à l'avantage de la nouvelle méthode thérapeutique. Il constitue, surtout au point de vue historique, l'ouvrage le plus complet et le plus intéressant qui ait paru sur cette question. Il contient en outre plusieurs planches de gravures et 48 observations de cas divers et rebelles, qui furent presque tous guéris ou soulagés par les applications magnétiques, à l'exclusion de tout médicament.

Voici les conclusions de ce rapport lu à la Société le 29 août 1780 :

« 1° On ne peut méconnaître dans l'aimant, appliqué en amulette, une action réelle et salutaire.

« 2° Cette action est indépendante, dans l'aimant, des qualités ou propriétés qui lui sont communes avec les autres corps, et par lesquelles l'application des pièces aimantées peut avoir une action générale ou commune sur l'économie animale : tels sont l'impression de froid, la pression, le contact, le frottement, les plaques étant appliquées à nu et serrées étroitement sur la peau.

« 3° Cette action de l'aimant est également distincte de celle qu'il peut avoir sur le corps humain, comme substance ferrugineuse, comme substance attractive, quoiqu'elle paraisse cependant dépendre du même principe, cette action paraissant s'affaiblir avec le temps et se rétablir en même proportion que les plaques aimantées acquièrent ou perdent de leur vertu attractive ou de leur action sur le fer.

« 4° Cette action de l'aimant paraît être une action immédiate et directe du fluide magnétique sur nos nerfs, sur lesquels il paraît avoir une influence non moins réelle que sur le fer : il paraît n'en avoir aucune directe et particulière sur les fibres, sur les humeurs, et les viscères.

« 5° Par cette action, l'aimant ne paraît pas convenir dans le traitement des affections décidément humorales, ou organiques et matérielles, mais dans les affections purement ou plus particulièrement nerveuses.

« 6° Les affections de ce genre auxquelles l'aimant convient préférablement ne sont pas les affections dépendantes du défaut d'action des nerfs, mais celles qui reconnaissent pour cause principale l'action des nerfs augmentée : tels sont les spasmes, les convulsions, les vives douleurs.

« 7° Sous ce rapport, l'aimant se range naturellement dans la classe des antispasmodiques, classe qu'il semble ainsi enrichir, comme l'électricité a enrichi celle des substances irritantes, apéritives ou stimulantes, et c'est plus spécialement à l'espèce des antispasmodiques, toniques ou proprement dits, qu'il semble se rapporter.

« 8° Cette action antispasmodique et nerveuse de l'aimant ne paraît être que palliative ; mais rien n'annonçant qu'elle ne puisse pas devenir curative. L'efficacité même qu'on reconnait dans l'aimant ne pouvant n'être pas purement nerveuse, et seulement antispasmodique, la nullité de toute autre action dans cette substance, spécialement d'une vertu stimulante apéritive, d'une action humorale et matérielle, n'étant pas entièrement démontrée, il suit de ces différents points qu'il est important de continuer les recherches et de multiplier les épreuves sur cet objet.

« 9° La méthode magnétique paraissant être elle-même susceptible de plusieurs degrés de perfection, c'est une nouvelle raison de s'appliquer à la modifier, à l'observer dans tous ses rapports.

« 10° Au moins, en se bornant à la méthode actuelle, les avantages du magnétisme ne peuvent être méconnus et contestés.

« 11° L'aimant a donc sur le corps humain un autre principe d'action que celui qui résulte de sa nature ferrugineuse, de son action attractive sur le fer, ainsi que des autres propriétés si nombreuses que l'empirisme lui a attribuées ; et il paraît devoir un jour devenir en médecine d'une utilité, sinon aussi grande, au moins aussi réelle, qu'il l'est maintenant en physique, quoiqu'on ne doive pas sans doute admettre toutes les merveilles qu'on raconte, et qu'il y ait beaucoup à rabattre des éloges qu'on lui prodigue. »

Le 1er avril 1783, les mêmes commissaires lurent un second rapport à la même Société sur cette question. Ce dernier travail fut imprimé l'an VIII, et l'éditeur y ajouta 61 observations sur diverses guérisons et plusieurs certificats.

A cette époque, Mesmer était à Paris et le magnétisme animal agitait beaucoup les esprits. Il les passionna bientôt à l'excès ; et, à l'exemple du *Maître*, ceux qui employaient l'aimant lui substituèrent le magnétisme animal.

Aussi, à partir de 1785, les observations deviennent rares.

En médecine, les systèmes passent vite et s'oublient facilement. Pendant 80 ans, malgré quelques essais de Hellé, Laennec, Chomel, Trousseau, Récamier, l'action thérapeutique de l'aimant est à peine soupçonnée. Burq, l'auteur de la métallothérapie, cite pourtant quelques observations à l'appui de sa théorie. En Italie, Maggiorani y consacre la plus grande partie de son activité et publie de remarquables travaux. En 1877, Charcot, à la Salpêtrière, l'applique contre les troubles de la sensibilité chez les hystériques ; et enfin, Luys l'a employé avec non moins de succès à la Charité.

II. — BIBLIOGRAPHIE

De nombreux et importants travaux ont été publiés sur l'action curative de l'aimant depuis le commencement du XVIIe siècle. Je ne citerai, parmi les meilleurs ouvrages, que ceux qui sont imprimés en français.

ALIBERT. — *Nouveaux éléments de thérapeutique et de matière médicale*, 1817, tome II.

ANDRY et THOURET. — *Observations et recherches sur l'usage de l'aimant en médecine*, ou *Mémoire sur le Magnétisme médicinal*, 29 août 1782. Inséré dans les *Mémoires de la Société royale de médecine*, année 1779. Tiré à part, in-4°, avec figures. Paris, 1782.

— *Des aimants artificiels de M. le Noble*, appliqués à la guérison des maladies nerveuses. Rapport à la Société royale de médecine, 1er avril 1783. Publié par Luneau de Boisgermain, avec des notes. In-18. Paris. An VIII.

J. Babinski. — *Recherches servant à établir que certaines manifestations hystériques peuvent être transférées d'un sujet à un autre, sous l'influence de l'aimant. Revue philosophique*. Décembre 1886.

Condamine (de la). — *Sur la vertu de l'aimant contre le mal de dents. Journal de médecine*, septembre 1767.

Debove. — *Note sur l'hémiplégie saturnine et sur son traitement par l'application d'un aimant*, lue à la *Société médicale des hôpitaux*, 1879.

— *Note sur l'emploi des aimants dans les hémianesthésies liées à une affection cérébrale due à l'hystérie. Progrès médical*, 1879, n° 50.

Dictionnaire des merveilles de la nature, article *Aimant*. Paris, 1802.

H. Durville. — *Traité expérimental de Magnétisme*, avec fig, 1886, 1895.

— *Description du sensitivomètre*. Application de l'aimant à la mesure de la sensitivité magnétique et au traitement de quelques maladies, avec 3 fig. Paris 1898.

Encyclopédie des gens du monde, article *Aimant*. Paris, 1833.

Fourot. — *Récit des effets salutaires de l'aimant dans une maladie nerveuse. Gazette salutaire*. Février 1779.

Galezowski. — *Sur l'emploi de l'aimant pour l'extraction des corps etrangers métalliques de l'œil*. In-8. Paris, 1886.

Harsu (de). — *Observations sur les effets de l'aimant. Journal encyclopédique*, juillet 1776.

— *Huit lettres sur les effets de l'aimant en médecine*, dans le *Journal encyclopédique*, octobre 1776 à 1779, et une dans la *Gazette de santé*, en 1780.

— *Recueil des effets salutaires de l'aimant en médecine*, in-8°, Genève, 1782.

Israel. — *Observation d'une épilepsie guérie par*

le secours des aimants. Journal historique de médecine. Venise, 1766.

LUYS. — *Propulsion locomotrice d'origine cérébelleuse. Guérison par l'action des couronnes aimantées. Gazette des Hôpitaux,* 28 juillet 1895.

MACQRET. — *De l'aimantation au point de vue médical et en particulier dans les anesthésies.*

MESMER. — *Lettre de M. Mesmer, docteur en médecine à Vienne,* à M. Unzer, sur l'usage médicinal de l'aimant, 5 janvier 1775.

— *Réponse de M. Mesmer à ceux qui l'ont consulté sur la cure magnétique. Journal encyclopédique,* juin 1776.

— *Discours sur le magnétisme et sur les effets salutaires de l'aimant.* 1782.

NYSTEN. — *Dictionnaire des sciences médicales,* article *Aimant,* Paris, 1822.

OCHOROWICZ. — *L'hypnoscope* Une nouvelle application de l'aimant. *Lumière électrique,* 8 novembre 1884.

PROUST et BALLET. — *De l'action des aimants sur quelques troubles nerveux et spécialement sur les anesthésies* (Communication faite au *Congrès d'Amsterdam,* le 13 novembre 1879). Reproduite dans le *Journal de thérapeutique.*

Th. TAFFAR. — *Lettre écrite de l'abbaye royale de Saint-Denis,* par le R. P. dom Thomas Taffar, religieux de cette abbaye, sur sa guérison (convulsions) opérée par la vertu de l'aimant. *Mercure de France,* juillet 1726.

TAMBURINI. — *L'aimant dans l'hypnose hystérique. Revue philosophique,* septembre 1885.

THOURET. — *Observations sur les vertus de l'aimant.* Mémoires de la *Société royale de médecine,* 1776, t. Ier, p. 281.

— *Encyclopédie méthodique* (médecine), article *Aimant.* Paris, 1787.

TROUSSEAU. — *Dictionnaire de médecine,* article *Aimant.* Paris, 1833.

TROUSSEAU et PIDOUX. — *Traité de thérapeutique et de matière médicale.* 1847, tome I.

Le *Journal du Magnétisme*, dirigé par le professeur H. DURVILLE, publie des observations, des notes et des travaux originaux sur la théorie de l'aimant appliqué au traitement des maladies.

Des *Conseils pratiques*, rédigés par le directeur, dans le but de mettre la pratique magnétique à la portée de tout le monde, paraissent dans chaque numéro. A titre d'exemples, les principales guérisons ou améliorations obtenues par les meilleurs praticiens sont rapportées en détail. Le traitement de chaque maladie est indiqué dans un *Conseil pratique ;* et l'on voit que, dans presque tous les cas, l'application de l'aimant a produit des guérisons ou des améliorations inespérées.

III. — PHYSIQUE

L'aimant naturel, vulgairement dit *pierre d'aimant*, est un minerai de fer. C'est une substance d'un éclat métallique prononcé, dont la couleur, dans la cassure fraîche, varie du noir de fer au gris d'acier bleuâtre. Il possède la propriété d'attirer le fer, le cobalt, le nickel, le chrome. Par divers procédés, on communique à ces métaux, qui sont dits *magnétiques*, et surtout à l'acier trempé, toutes les propriétés de l'aimant naturel. Le mot *aimant* est devenu le terme générique désignant toute substance qui possède la propriété naturelle ou acquise d'attirer le fer. On distingue donc les aimants naturels et les aimants artificiels. Ces derniers sont presque exclusivement employés aujourd'hui.

Tout aimant, quels que soient sa forme et son volume, possède une ligne neutre et deux pôles opposés que l'on remarque en le plongeant dans la limaille de fer. Celle-ci s'attache aux pôles avec une grande énergie. Cette énergie diminue aux approches de la ligne neutre où elle devient nulle.

Un aimant, suspendu horizontalement par un

fil sans torsion ou équilibré sur un pivot (aiguille aimantée), prend une direction constante qui est à peu près celle du nord au sud. Cette direction, qui indique les deux pôles de la terre, se nomme *méridien magnétique*. Le pôle qui regarde le nord se nomme *pôle austral, pôle positif, pôle N ;* celui qui regarde le sud, *pôle boréal, pôle négatif, pôle S*. Le pôle positif d'un aimant repousse le pôle positif d'un autre aimant et attire le négatif; autrement dit, *les pôles de même nom se repoussent, les pôles de noms contraires s'attirent.*

On observe dans l'aimant deux forces distinctes :

1° Une *force physique* qui agit en droite ligne à travers tous les corps, dans toute l'étendue du champ magnétique. C'est par cette force que les aimants agissent les uns sur les autres.

2° Une force que je nomme *force physiologique*, car elle agit sur le corps humain sans se faire sentir sur l'aiguille aimantée.

La force physiologique paraît être subordonnée à la force physique, car elle est presque toujours proportionnelle au degré d'aimantation des pièces. C'est une force brutale qui n'est guère plus « assimilable » que l'électricité. Par une opération qui consiste à transformer cette force comme l'électricité est transformée en chaleur, en lumière, en mouvement, j'obtiens une nouvelle force plus puissante, plus en harmonie avec la *force vitale* qui est en nous, et son assimilation se fait plus facilement. Elle devient plus vivifiante et sa valeur curative est considérablement augmentée. C'est à cette transformation que je donne le nom de *vitalisation*.

L'aimant par lui-même n'est plus que le véhicule de ce nouvel agent, de ce nouveau mode vibratoire de l'éther, qui devient presque identique au *magnétisme humain*.

La force physiologique vitalisée se transmet à tous les corps de la nature, tandis que la force physique ne se transmet qu'aux métaux magnétiques, et cette transmission ne se fait pas en vertu des mêmes lois. Elle se transmet à distance sur un fil conducteur, tandis que la force physique ne se laisse pas transporter au-delà du champ magnétique.

Il y a analogie ou concordance de nature entre l'électricité et la force physiologique de l'aimant. — Si on fait plonger les électrodes d'une pile dans deux verres d'eau reliés par un fil pour fermer le circuit, l'eau du verre où plonge l'électrode + devient acidulée, fraîche au goût, tandis que celle où plonge l'électrode — devient alcaline, tiède, fade. Si on place deux verres d'eau dans le champ d'action des pôles d'un aimant, l'eau qui est exposée au pôle positif devient acidulée, fraîche au goût de certaines personnes nerveuses et impressionnables que l'on nomme des *sensitifs ;* celle qui est exposée au pôle négatif prend au contraire un goût alcalin, tiède, fade, nauséeux.

En raison des analogies qui existent entre l'aimant et l'électricité, j'applique le signe + au pôle positif de l'aimant comme au pôle positif de la pile, le signe — au pôle négatif de l'aimant comme au pôle négatif de la pile.

Les aimants perdent assez rapidement leurs propriétés vitales. Sur le corps humain, selon la nature de la maladie, le tempérament du malade et l'emploi que celui-ci en fait, au bout d'un temps qui varie de 15 jours à 3 mois, il est nécessaire de les soumettre à une nouvelle vitalisation, lors même que l'aimantation, c'est-à-dire la propriété d'attirer le fer et de s'orienter, n'aurait pas sensiblement diminué. Si l'on en fait aucun usage, à l'air libre, les propriétés vitales se conservent pendant 3 à 4 mois ; enveloppés dans du papier ou suspendus par la ligne neutre au moyen d'un fil sans torsion leur permettant de s'orienter, ils les conservent pendant 5 à 6 mois. Il est nécessaire de ne pas les déposer sur des objets de nickel, de fer, de fonte ou d'acier, de ne pas les laisser tomber, car le choc modifie les mouvements vibratoires qui constituent l'aimantation et la vitalisation.

La force physique de deux aimants se conserve en plaçant ceux-ci l'un sur l'autre par leurs pôles de noms contraires. La force physiologique se conserve plus longtemps en les plaçant l'un sur l'autre par leurs pôles de même nom.

La force physiologique de l'aimant est l'objet d'une étude plus complète dans le t. I de mon *Traité expérimental de Magnétisme, 1895*. J'y renvoie le lecteur qui veut approfondir davantage les manifestations de cette force inconnue.

IV. — PHYSIQUE PHYSIOLOGIQUE

Nous savons qu'on désigne également sous le nom de *magnétisme* (magnétisme humain) une force particulière du corps humain, en vertu de laquelle les individus agissent ou peuvent agir les uns sur les autres.

Cette force, quoique plus salutaire en thérapeutique, est analogue à la force physiologique de l'aimant. Elle est soumise aux mêmes lois.

Il résulte de cette propriété que le corps humain est polarisé. Il est composé d'un assemblage d'aimants en fer à cheval, se divisant en deux ordres :

1° *Polarité d'ensemble*, 2° *polarité secondaire*.

La polarité d'ensemble nous représente deux aimants inversement disposés (fig. 1 et 2) : un *aimant latéral* ; 2° un *aimant antéro-postérieur*.

Les branches du premier sont figurées par les côtés latéraux du corps — tête, tronc, bras, jambes; — les pôles sont aux mains et aux pieds; le point neutre se trouve au sommet de la tête. Les branches du second, moins longues et moins larges (2 à 3 cent., sur le devant du corps, 3 à 4 sur le derrière), sont sur le milieu de la figure, la pointe du menton, le sternum, le nombril, la colonne vertébrale, l'occiput; le point neutre est au périnée.

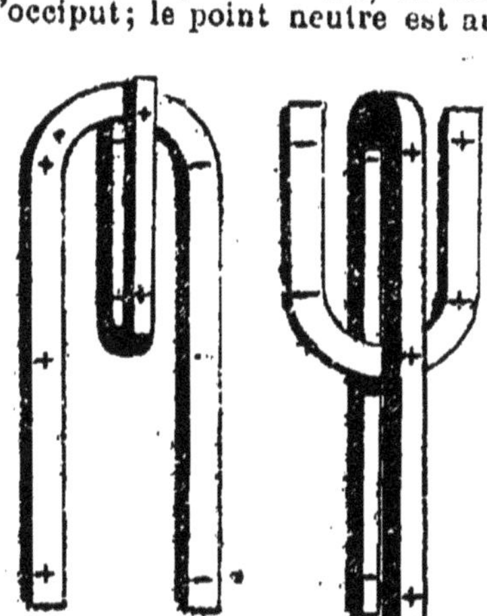

FIG. 1 et 2. — SCHÉMA DE LA POLARITÉ DU CORPS HUMAIN.

La polarité secondaire est inhérente aux membres pelviens et thoraciques (cuisses, jambes, pieds, bras, avant-bras, mains). Ceux de droite sont positifs du côté du petit doigt (faiblement) négatifs du côté du pouce; ceux de gauche sont négatifs du côté du pouce (faiblement) positifs du côté du petit doigt.

Par cette disposition magnétique du corps de la

main, l'action que deux individus exercent l'un sur l'autre est analogue à celle de deux aimants. Le magnétisme humain étant soumis aux mêmes lois que le magnétisme minéral, il s'ensuit qu'un aimant agit sur le corps humain comme sur un autre aimant.

Le corps humain possède des propriétés magnéto-chimiques. Comme le pôle positif de l'aimant, la main droite acidule la substance soumise à son action ; comme le pôle négatif de l'aimant, la main gauche l'alcalise.

En raison de ces différentes analogies, et pour se reconnaître plus facilement dans la pratique, je désigne les parties positives du corps par le signe + ; les parties négatives par le signe — (fig. 3 et 4). Les signes les plus gros indiquent la polarité d'ensemble ; les petits, la polarité secondaire.

Les pôles de l'aimant dirigés sur les pôles de même nom du corps humain (application isonome), augmentent l'activité organique et excitent les fonctions ; les pôles de l'aimant dirigés sur les pôles de noms contraires du corps humain (application hétéronome) diminuent l'activité, calment les douleurs et produisent le bien-être.

Ces effets se produisent plus ou moins rapidement, selon la sensitivité des malades. Chez les sensitifs, l'application isonome produit une excitation considérable dont la conséquence est le sommeil magnétique avec ses diverses phases ; l'application hétéronome, par le dégagement qu'elle produit, détermine le réveil. Cette dernière application trop prolongée peut avoir pour conséquence l'abattement et même la paralysie.

Ces différents effets sont sans conséquences, puisqu'on les fait cesser par une application inverse ; mais comme il en résulte presque toujours une fatigue du système nerveux, on doit les évi-

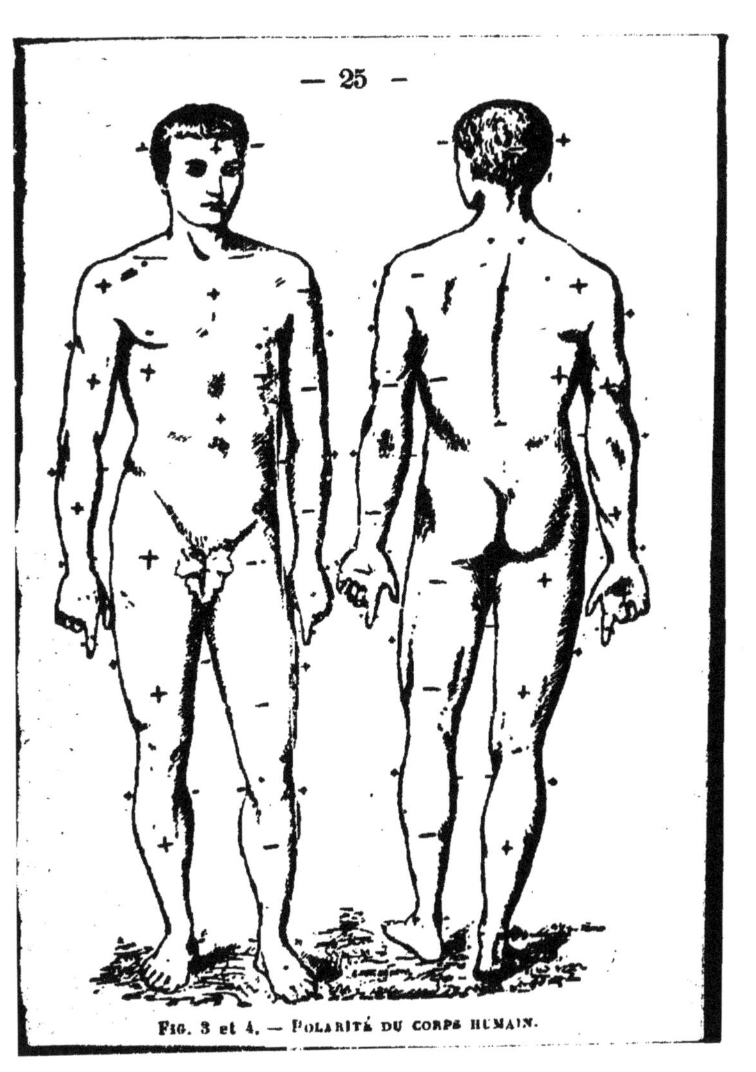

Fig. 3 et 4. — Polarité du corps humain.

ter et agir avec prudence vis-à-vis des sensitifs.

La polarité du corps humain est inverse chez les gauchers.

V. — MÉDECINE DES AIMANTS

L'aimant, même sans être vitalisé, c'est-à-dire comme on l'a employé jusqu'à présent, exerce sur l'organisme une action salutaire. Vitalisé il devient l'un des plus puissants agents curatifs que la nature ait mis à notre disposition. Il réunit tous les avantages de la médecine classique sans présenter aucun de ses inconvénients et de ses dangers. Mais, malgré sa vertu curative, il n'est pas toujours suffisant pour guérir une maladie rebelle et surtout pour amener la guérison aussi rapidement que le malade peut l'espérer.

Andry et Thouret, dans leur second rapport à la *Société royale de médecine*, le 1er avril 1783, sur les *Aimants artificiels de M. le Noble*, posent les questions suivantes :

« Ne peut-on pas, en employant soit la pierre d'aimant, soit la limaille d'acier aimanté pulvérisée, le donner à l'intérieur ?

« Ne peut-on pas, en le laissant infuser, aimanter l'eau comme on parvient à préparer par un moyen semblable ce qu'on appelle *de l'eau ferrée ?*

« Ne pourrait-on pas, avec plus de succès encore employer la limaille aimantée, ou la poudre de pierre d'aimant, en l'incorporant dans les emplâtres, et se procurer ainsi l'avantage de faire des applications magnétiques d'une action plus douce, plus légère en même temps, et sur des surfaces plus étendues ? »

Connaissant les lois qui régissent la communication de la *force physiologique* aux différents corps de la nature, j'ai cherché à résoudre ces questions en mettant à la disposition des malades un barreau magnétique vitalisateur qui leur permet de magnétiser chaque jour les substances qui leur sont nécessaires.

Quelque rudimentaire qu'elle soit, la médecine des aimants comprend donc aujourd'hui :

1° *L'application à l'extérieur des aimants vitalisés ;*

2° *L'application à l'intérieur et à l'extérieur d'aliments, boissons et substances vitalisés ;*

En acier magnétique de Scheffield, préparés par des procédés perfectionnés, mes aimants ont une force magnétique bien supérieure à celle que l'on obtient par les procédés ordinaires. La vitalisation, qui transforme la force physiologique en *force vitale*, en fait des aimants qui, pour la guérison des maladies, possèdent des propriétés qui ne peuvent pas être comparées avec celle des aimants du commerce.

Ces aimants comprennent :

1° Lames magnétiques

Au nombre de quatre, ces lames plus ou moins cintrées, ont 28 millimètres de largeur sur 3 millimètres d'épaisseur. Une attache élastique fixée sur les lames permet de les maintenir sur les parties malades. Avec leurs attaches et garnitures, elles pèsent de 50 à 100 grammes, suivant la longueur.

Le n° 1, long de 9 centimètres, est disposé pour le poignet, le bas des jambes et les testicules.

Le n° 2, long de 11 centimètres, s'applique au bras, au bas de la jambe et au genou.

Le n° 3, long de 15 centimètres, est destiné à la tête et aux cuisses.

Le n° 4, de même longueur, mais moins courbé que le précédent, s'applique sur toutes les parties

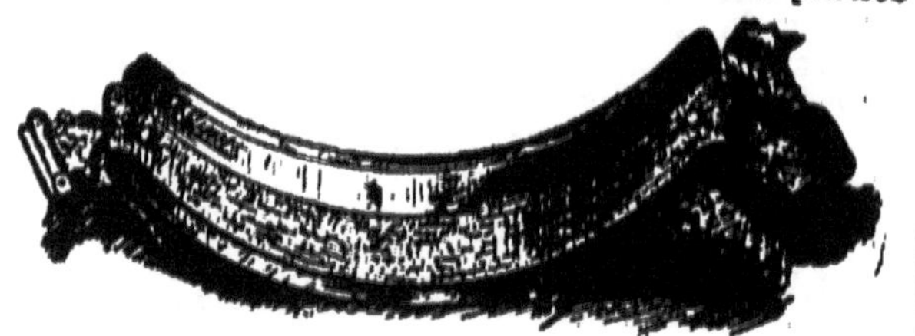

FIG. 5. — LAME MAGNÉTIQUE N° 3.

du tronc : poumons, cœur, foie, rate, estomac, intestins, reins, vessie, matrice et ovaires.

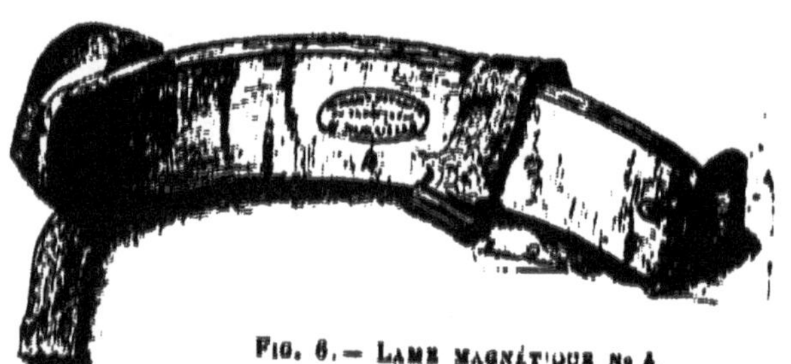

FIG. 6. — LAME MAGNÉTIQUE N° 4.

La fig. 5 représente le n° 3, vu extérieurement ; la fig. 6, le n° 4, vu intérieurement.

2° Plastrons magnétiques.

Dans beaucoup de maladies anciennes et rebelles, une seule lame n'est pas suffisante. Afin d'obtenir une plus grande somme d'action, plusieurs lames sont réunies en des appareils désignés sous le nom de *plastrons* ou lames composées.

Les plastrons sont formés de 2, 3 ou 4 lames. Espacées de 2 à 3 centimètres l'une de l'autre, les pôles de même nom du même côté, ces lames sont maintenues dans un tissu solidement piqué. Le pôle positif est marqué du signe + ; le négatif, du signe —, et chaque angle est muni d'un anneau dans lequel on fixe l'agrafe d'une attache spéciale.

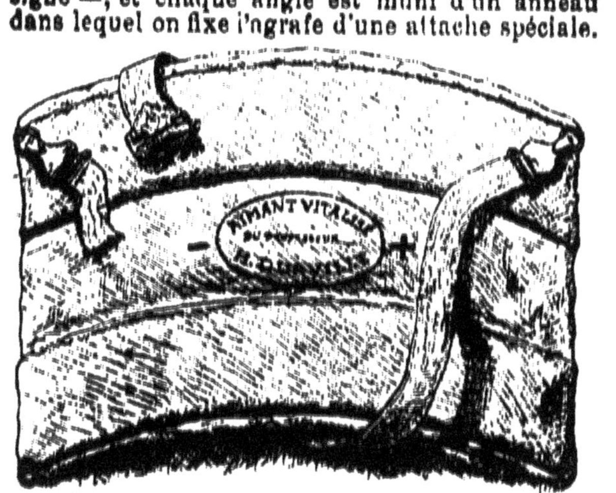

FIG. 7. — PLASTRON MAGNÉTIQUE A DEUX LAMES.

Cette **disposition permet de placer** l'appareil soit en **position isonome** pour exciter, soit en position hétéronome pour calmer.

La figure 7 représente à environ moitié de sa grandeur naturelle un plastron à 2 lames.

3° Lames spéciales.

Les lames simples et composées (plastrons) suffisent au traitement du plus grand nombre des maladies, mais pour certains cas compliqués et même pour certaines parties du corps, il est nécessaire d'employer des lames dites *spéciales* dont la forme varie selon l'effet que l'on veut obtenir. Les applications se font souvent sur les centres nerveux du cerveau et de la moelle épinière, sur les plexus, sur le trajet des nerfs ou sur les muscles, dans la direction des courants de la polarité du corps.

4° Sensitivomètre.

Le *sensitivomètre* est un aimant ayant la forme d'un gros bracelet qui permet de reconnaître approximativement la sensitivité de chaque individu.

La fig. 8 le représente au repos, muni de son ar-

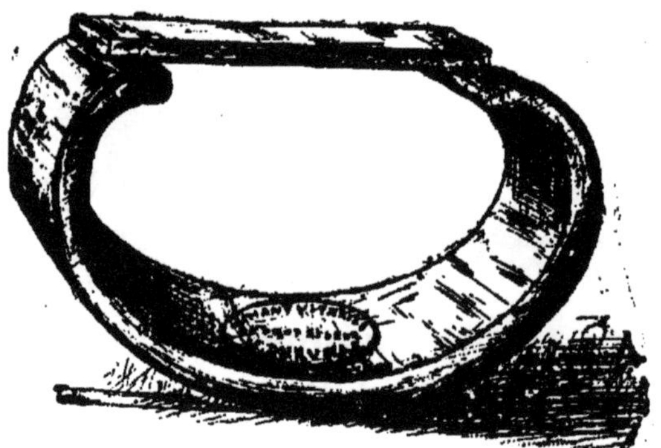

Fig. 8. — Sensitivomètre avec son armature.

mature ; dans la figure 9, on le voit sans armature. Les deux pôles qui se font face laissent une ouverture d'environ 4 centimètres, par lequel on le met au poignet, comme l'indique la figure 10.

Le pôle positif ou austral est marqué du signe +; le négatif ou boréal, du signe —.

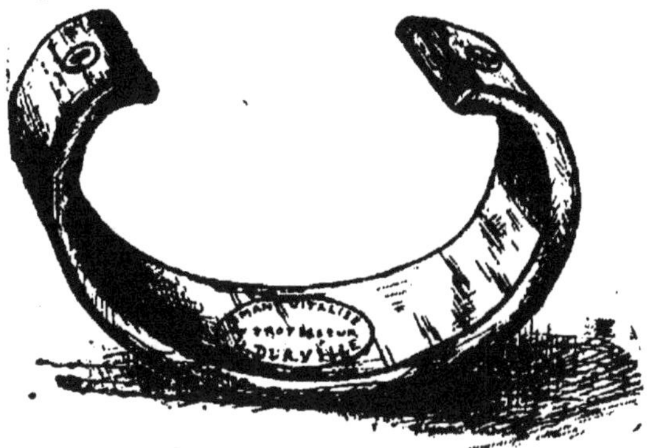

Fig. 9. — Sensitivomètre.

Pour s'en servir, retirer doucement l'armature, appliquer l'ouverture sur la ligne du pouce à la

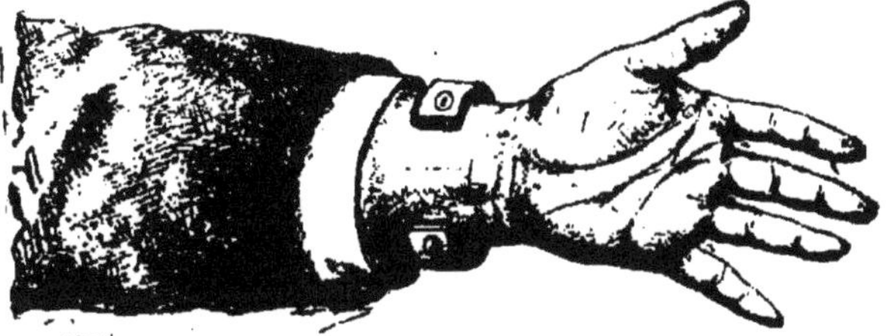

Fig. 10 — Sensitivomètre appliqué au poignet

partie la moins large du poignet; et pendant que l'un des pôles repose sur la face palmaire du poignet, on contourne la face dorsale avec l'autre pour le mettre en place. Si le poignet est trop gros pour entrer dans l'appareil, on place celui-ci sur la table dans la position de la fig. 9 et l'on applique le poignet sur l'ouverture.

Sur 100 personnes prises au hasard et soumises à l'expérience du sensitivomètre, 60 à 70 éprouvent des effets appréciables.

De ce nombre, 2 à 3 personnes (également prises au hasard) éprouvent des effets très appréciables en l'espace de 1 à 3 minutes. L'application isonome, c'est-à-dire le pôle + sur le côté du petit doigt; le — sur celui du pouce, produit un picotement au bout des doigts, de la chaleur dans la paume de la main et à l'avant bras. Les nerfs excités, irrités, donnent lieu à des mouvements involontaires. On observe d'abord presque toujours de l'hypéresthésie, une augmentation de l'activité organique accompagnée d'un certain malaise avec chaleur à la tête; contractions dans les muscles du bras, puis contracture et souvent anesthésie. L'application hétéronome, c'est-à-dire le pôle + sur le côté du pouce; le — sur celui du petit doigt, détermine des effets opposés, mais avec plus de lenteur. C'est une sorte de fourmillement au bout des doigts, une fraîcheur agréable dans la main, qui se fait sentir jusqu'à la tête; le bras s'engourdit, l'activité diminue; et si ces symptômes s'exagèrent, c'est l'anesthésie et même la paralysie.

Les personnes qui éprouvent tous ces effets sont de très bons sensitifs. On peut les endormir avec la plus grande facilité, soit par l'action de l'aimant appliqué en position isonome, soit par le magnétisme humain. Elles présentent presque toutes les quatre états classiques du sommeil provoqué : *état suggestif, cataleptique, somnambulique, léthargique.*

8 à 10 personnes éprouvent une grande partie des effets précédents en l'espace de 4 à 5 minutes. Ce sont encore les bons sensitifs qui peuvent être endormis en quelques séances.

20 à 25 éprouvent quelques effets, généralement peu intenses, en de 10 ou 15 minutes. Elles sont peu susceptibles d'être endormies complètement.

25 à 30 des personnes qui n'éprouvent rien d'appréciable pendant une application de 20 à 25 minutes, peuvent encore percevoir quelque action par une application prolongée pendant une ou plusieurs heures ; mais il est toujours impossible d'obtenir le moindre indice du sommeil.

Il résulte de ce qui précède que, dans un temps qui peut varier de quelques minutes à plusieurs heures, environ 65 personnes sur 100, c'est-à-dire plus des 2/3 sont influencées d'une façon plus ou moins appréciable; et ce chiffre serait certainement de beaucoup dépassé si on employait pendant le même temps un aimant plus fort.

Jusqu'à présent, le sensitivomètre n'est considéré que sous son aspect révélateur, c'est-à-dire pouvant nous montrer, sans aucune fatigue de notre part, si telle ou telle personne peut être plongée dans le sommeil magnétique; et dans tous les cas, nous indiquer son degré de sensitivité. C'est certainement là son côté pratique et celui qui, par sa disposition même, doit recevoir le plus grand nombre d'applications.

Mais son emploi ne se borne pas exclusivement au rôle d'indicateur : il peut aussi rendre des services à la thérapeutique, surtout en ce qui concerne les affections rebelles des poignets et des avant-bras.

5° Bracelet magnétique.

Le sensitivomètre est trop lourd pour être d'un emploi facile en thérapeutique. C'est pour obvier à cet inconvient que j'ai fait le *bracelet magnétique*, véritable bijou très apprécié des dames et des demoiselles qui ont là une élégante parure, doublée d'un puissant moyen de guérison.

Sa forme est identiquement celle du sensitivomètre; mais il est moins large, moins épais, et par conséquent, beaucoup moins lourd. On le fait de plusieurs grandeurs : sans numéro pour les enfants; avec les numéros 1, 2 et 3 pour les grandes personnes.

On l'emploie avec succès contre tous malaises : crampe des écrivains et des pianistes, douleurs dans les mains et les bras; palpitations et battements de cœur, névralgie et migraine légères, maux de tête ou d'estomac, etc. On peut calmer ou exciter comme avec le sensitivomètre, selon qu'on le place au poignet en position hétéronome ou isonome.

6° Barreau magnétique.

Le *barreau magnétique* a 25 centimètres de longueur. Un fil métallique flexible se fixe à chaque pôle au moyen d'un ressort spécial, fig. 11. L'extrémité libre des fils se termine par une aiguille d'argent que l'on introduit dans la substance à vitaliser. Les poids du barreau avec ses accessoires est d'environ 450 grammes.

Il peut servir utilement dans le plus grand nombre des cas où les lames et les plastrons sont employés; mais il est surtout indispensable pour vitaliser les boissons et les aliments, ainsi que les substances destinées à l'usage externe (gargarismes, lavements, injections, lotions, etc.).

On peut vitaliser les liquides, les corps gras, les fruits, le pain, la viande et tous les aliments, sans en excepter les médicaments. Comme il est dit au chapitre III, la substance où plonge le fil qui termine le pôle + du barreau devient acidulée, fraîche, agréable au goût des sensitifs; celle qui reçoit l'action du pôle — devient au contraire alcaline, tiède, fade. L'action de la première est généralement excitante, surtout quand elle est prise à l'intérieur; celle de la seconde est calmante. Quand les fils des deux pôles du barreau plongent dans une même substance, leur action ne se neutralise pas et celle-ci acquiert une saveur spéciale et une propriété stimulante qui convient dans le plus grand nombre des cas, aussi bien pour l'usage interne que pour l'usage externe.

La substance soumise à l'action du pôle + est vitalisée *positivement*; à l'action du pôle —, *négativement*. Pour désigner celle qui est soumise à l'action des deux pôles, je dis qu'elle est vitalisée d'une *façon mixte*.

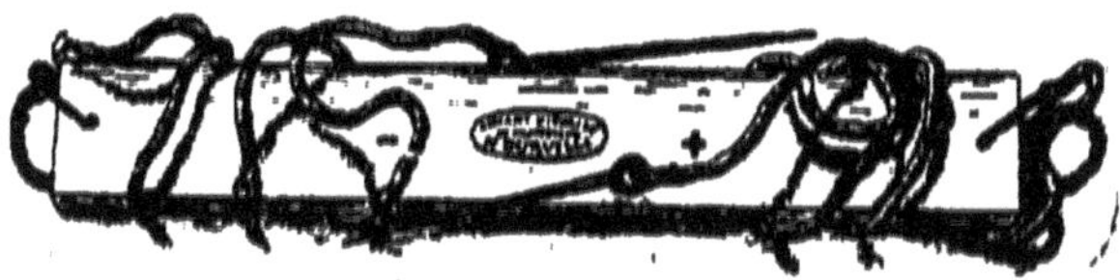

Fig. 11. — Barreau magnétique.

L'action vitalisante s'exerce dans toutes les positions, mais cette action devient plus énergique quand le barreau est placé horizontalement dans la direction de l'est à l'ouest. Librement suspendu, il prend à peu près la direction du nord au sud et le courant magnétique de la terre entretient son action, tandis que de l'est à l'ouest, *contrarié* par ce courant, il se décharge par l'action lente mais constante d'un véritable courant de force vitale qui s'établit à chaque pôle.

Pour vitaliser un litre d'eau ou autre substance, il faut un temps d'autant plus court que le barreau est mieux vitalisé. Nouvellement vitalisé, pendant la première semaine, 10 à 12 minutes suffisent. Quand on a soin du barreau, au bout de 2 mois, il vitalise encore suffisamment un litre d'eau en une demi-heure. Mais peu à peu, malgré les précautions prises, la force vitale disparaît et l'appareil redevient un aimant ordinaire, ayant perdu la plus grande partie de son action curative.

On se rend compte que l'action vitalisante du barreau est épuisée à la substance qui n'a plus sa saveur caractéristique et aux effets habituels qui diminuent progressivement. Le *vase* qui contenait la force vitale se *vide* : il est indispensable de le remplir, c'est-à dire de revitaliser le barreau.

La chaleur détruit en partie la vitalisation. Il est donc indispensable de ne pas faire chauffer jusqu'à l'ebullition les substances vitalisées, qui donnent le maximum d'effet à la température ambiante.

7° Porte-plume magnétique.

Le *porte-plume magnétique* est un porte-plume en cuivre nickelé qui contient une tige magnétique vitalisée, disposée de telle façon que le pôle — se trouve vers l'extrémité des doigts, et le point neutre sur l'espace qui sépare le pouce de l'index, là où l'on appuie tout porte-plume.

Par son action calmante sur l'extrémité des doigts, et de proche en proche sur la main et l'avant-bras, il guérit la crampe des écrivains d'autant plus rapidement que l'on est plus sensitif. C'est là son seul usage ; et c'est bien suffisant, puisque les 9/10 des écrivains se débarrassent ainsi d'une affection qu'aucun traitement classique n'a encore pu améliorer.

Tous mes aimants sont polis et nickelés, sauf les plastrons qui sont recouverts d'un tissu. Le pôle positif est marqué du signe + ; le négatif, du signe — ; et pour mettre les malades en garde contre les contrefaçons, chaque pièce porte la marque ci-contre se lisant du signe — au signe +. — ⬭ +

Comme je l'ai dit plus haut, la force vitale disparaît assez rapidement sous l'influence de plusieurs causes. Il est nécessaire, pour la conserver plus longtemps, quand on ne se sert pas de l'appareil, de le suspendre au moyen d'un fil non tordu, pour lui permettre de s'orienter. On peut encore l'envelopper dans du papier et le placer sur un meuble, dans la direction du méridien, le pôle + vers le nord, le pôle — vers le sud. Ce n'est un inconvénient que pour les maladies rebelles, car les autres sont presque toujours guéries avant que l'aimant ait perdu toute sa force vitalisante.

VI. — PATHOGÉNÉSIE

Toutes les fonctions de l'économie animale sont sous la dépendance de deux forces qui exercent leur action en sens opposé : d'une part, une force positive, plastique, organisatrice et conservatrice de la vie ; d'autre part, une force négative, désorganisatrice et destructive. Quand elles agissent également sur toutes les parties de l'organisme, l'équilibre est parfait et nous jouissons de la *santé*. Mais si la force qui conserve augmente quand celle qui détruit diminue, les fonctions organiques s'accomplissent avec trop d'activité ; si, au contraire, celle qui détruit augmente quand l'autre diminue ou reste stationnaire, la même activité diminue ; et dans les deux cas, l'équilibre se rompt ; c'est la *maladie*.

Quand un organe devient malade, c'est donc qu'il possède trop d'énergie, de vitalité, d'excitation, et qu'il accomplit ses fonctions avec trop d'activité ; ou qu'il manque d'énergie, de vitalité, d'excitation.

Il est évident qu'entre ces deux cas, il n'y a pas de milieu, et que toutes les maladies peuvent être classées en deux catégories :

1° — *Affections inflammatoires* ou d'*excitation*, caractérisées par une énergie trop grande et par l'exagération des fonctions organiques ;

2° — *Affections atoniques* ou *paralytiques*, caractérisées par la diminution ou l'abolition des fonctions organiques.

Citons par exemple les affections les plus communes de l'estomac.

Quand cet organe est trop excité, les contractions se font plus rapidement; le suc gastrique et le mucus stomacal sont plus abondants que de coutume, et cette abondance donne lieu à des *glaires*, des *pituites*, des *vomissements*. Ce sont alors des *maux d'estomac*, les *tiraillements*, les *crampes*, la *fringale* ; puis la *gastralgie*, la *gastrite*, l'*ulcération*. Quand au contraire l'activité est trop diminuée, le suc gastrique ne contient plus tous les éléments nécessaires à la digestion, et les contractions de l'organe se ralentissent. Les aliments séjournent dans l'estomac, s'y décomposent et produisent des *gaz* qui donnent lieu à des *étouffements*, des *éructations*, des *nausées*, des *renvois*. En éprouvant de la *gêne*, de la *pesanteur*, on *manque d'appétit* et le *ballonnement*, la *dyspepsie*, l'*embarras gastrique* surviennent.

Il est évident que si on calme, dans le premier cas pour diminuer cette activité anormale, et que si l'on excite dans le second pour l'augmenter, on rétablit l'équilibre qui constitue la santé.

Dans un grand nombre de cas, un organe fonctionne avec une activité désordonnée, tandis qu'au contraire les fonctions d'un organe voisin sont diminuées ou abolies. Quand il y a altération ou destruction partielle d'un organe, comme dans les dégénérescences, les indurations, la phtisie, et dans quelques affections nerveuses assez indéfinissables, telles que l'epilepsie, l'hystérie, la chorée, on observe quelquefois de la *perversion*, c'est-à-dire que la même fonction, dans des temps plus ou moins rapprochés, présente tantôt une augmentation, tantôt une diminution de l'activité normale. Ces particularités confirment ma théorie et prouvent la très grande supériorité du magnétisme sur tous les autres modes de traitement, car il est mathématiquement impossible qu'à un moment donné les fonctions d'un même organe soient à la fois augmentées et diminuées. Si un organe fonctionne trop activement quand les fonctions d'un organe voisin sont diminuées, on calme le premier et l'on excite le second. Dans la perversion, on calme à l'instant où l'activité est trop grande, pour exciter quand elle n'est pas suffisante.

Pour le traitement de certaines affections, s'il y a quelque difficulté pour ceux qui n'ont aucune notion de l'art médical et qui veulent se traiter sans l'avis du médecin, c'est de se rendre compte si réellement il y a excitation ou atonie de telle ou telle fonction. Dans ce cas, il suffit d'essayer. Si l'application calmante ne donne pas les résultats que l'on attend, il faut exciter et réciproquement. Le magnétisme est avant tout un modérateur, un régulateur des fonctions. C'est une force équilibrante, analogue au principe qui entretient en nous la vie et la santé, et qui ne présente aucun des dangers de la médecine pharmaceutique. On peut calmer là où il faudrait exciter, et réciproquement, sans que le malade éprouve d'autres effets qu'une gêne momentanée, disparaissant assez rapidement sous l'action d'une application opposée. D'ailleurs, la douleur disparaît presque aussi rapidement, en excitant qu'en calmant, à cause de l'anesthésie qui succède plus ou moins rapidement à l'hyperesthésie. C'est ce qui explique les bons résultats obtenus par les praticiens qui, n'ayant aucune notion de la polarité du corps humain, faisaient au hasard toutes leurs applications.

Dans le plus grand nombre de cas, les maladies nerveuses, les troubles organiques et les malaises de toute nature sont rapidement guéris par la médecine magnétique. Quand il y a des lésions profondes, comme dans les cancers, les tumeurs, les anévrismes, les indurations, les dégénérescences, les ankyloses, les hémiplégies, l'ataxie locomotrice, le ramollissement du cerveau et de la moelle épinière, il ne faut pas toujours compter sur une guérison par ce moyen ; mais on peut avoir la certitude d'obtenir de l'amélioration.

Les malades qui n'obtiennent qu'une amélioration par l'application des aimants vitalisés, ne doivent pas encore désespérer. Beaucoup d'entre eux sont encore relativement faciles à guérir par le magnétisme humain, ou par le massage magnétique, qui sont considérablement plus vivifiants, plus puissants que le magnétisme de l'aimant. En suivant les *Conseils pratiques* que je publie dans le *Journal du Magnétisme*, sur le traitement de chaque maladie, ils pourront encore trouver la guérison.

VII. — APPLICATION THÉRAPEUTIQUE

On pense généralement que le magnétisme n'a d'efficacité réelle que dans les affections nerveuses. C'est une erreur. — Contrairement à l'hypnotisme, et indépendamment de tout acte suggestif, le magnétisme est un agent vital, curatif par excellence, qui vient puissamment en aide aux forces médicatrices de la nature, et son efficacité est souvent plus grande dans les maladies organiques que les affections des nerfs.

On sait que l'application isonome *excite* et que l'application hétéronome *calme*.

Je ne saurais trop le répéter pour le faire bien comprendre. — Pour calmer, il faut appliquer le pôle positif (+) de l'aimant sur le côté gauche du corps ou sur le côté interne (côté du pouce) des bras et des jambes qui sont négatifs ; et réciproquement, le pôle négatif (—) de l'aimant sur le côté droit du corps ou sur le côté externe (côté du petit doigt) des bras et des jambes qui sont positifs : c'est l'*application hérétonome*. Pour exciter on place l'aimant en sens contraire, c'est-à-dire le pôle + sur le côté droit du corps ou sur le côté externe des bras et des jambes ; le pôle — sur le côté gauche ou sur le côté interne des bras et des jambes : c'est l'*application isonome*.

La durée des applications doit être proportionnée à la gravité ou à l'ancienneté du mal et à la sensitivité des malades. En règle générale, dans les maladies graves, surtout quand il y a douleur vive, il faut porter les aimants jusqu'à la disparition des symptômes inquiétants ; les porter ensuite soit le jour, soit la nuit, et diminuer progressivement la durée et la fréquence des applications, pour cesser complètement quand les symptômes ont entièrement disparu.

La sensitivité n'étant pas la même chez tous les individus, il m'est impossible de donner exactement toutes les indications nécessaires à chaque malade. Ce n'est d'ailleurs pas indispensable, car au bout de quelques jours, par les effets obtenus, celui-ci dirige parfaitement le traitement, surtout en ce qui concerne la durée et la fréquence des applications.

L'aimant agit à distance ; on peut donc l'appliquer soit par-dessus les vêtements, soit à nu sur la peau.

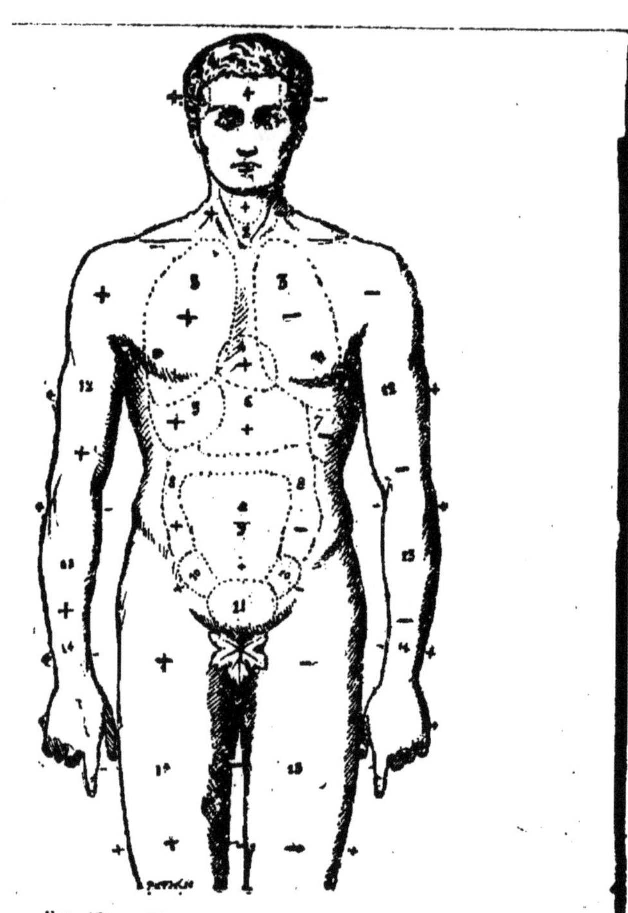

Fig. 12. — Face antérieure du corps.

1. Tempes. — 2. Gorge et Larynx. — 3. Poumons. — 4. Cœur. 5. Foie. — 6. Estomac. — 7. Rate. — 8 et 9. Intestins. — 10. Ovaires. — 11. Vessie et Utérus. — 12. Bras. — 13. Avant-bras. — 14. Poignets. — 15. Cuisses.

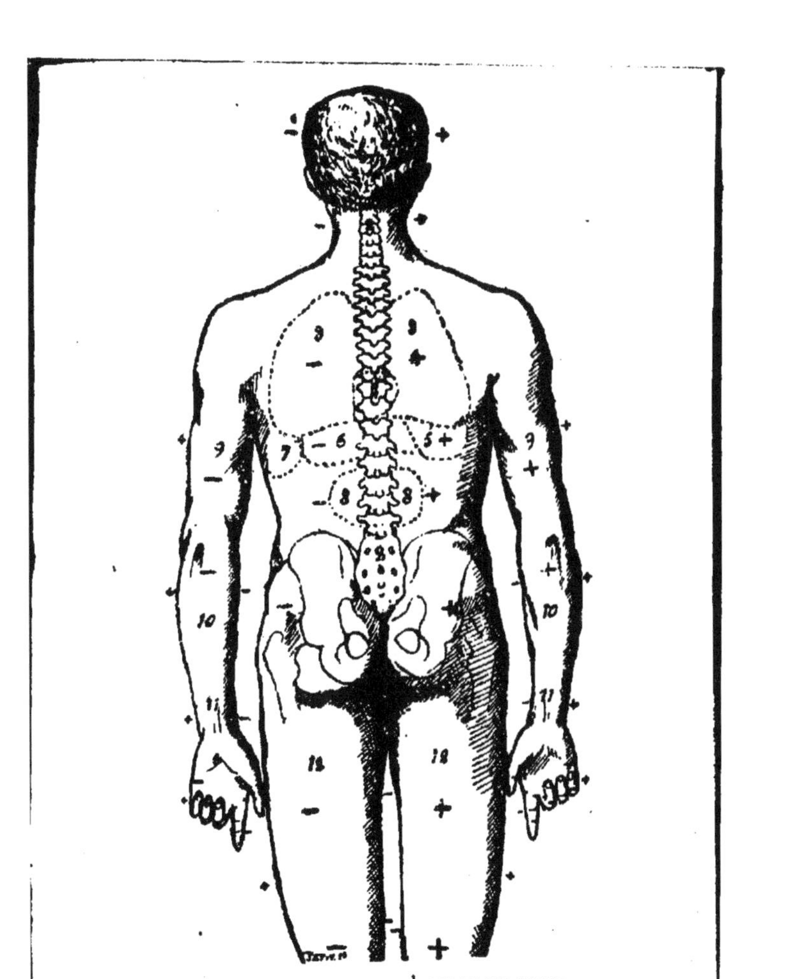

FIG. 13. — FACE POSTÉRIEURE DU CORPS.

1 — Nuque. — 2. Colonne vertébrale. — 3. Poumons. — 4. Cœur. — 5. Foie. — 6. Estomac. — 7. Rate. — 8. Reins. — 9. Bras. — 10. Avant-bras. — 11. Poignets. — 12. Cuisses.

Ce qui précède étant bien compris, passons, le plus rapidement possible, au traitement des maladies les plus fréquentes qui peuvent être guéries ou soulagées par les aimants. Je divise ces maladies en deux catégories :

1° *Affections inflammatoires* ou d'*excitation* ;
2° *Affections atoniques* ou *paralytiques* ; en les classant selon les régions du corps et les organes qu'elles affectent.

Les fig. 12 et 13 indiquent approximativement les principales régions où les applications doivent être faites.

Cerveau.

Affections inflammatoires. — Céphalalgie (mal de tête), étourdissement, vertige, insomnie, névralgie, migraine, congestion cérébrale, apoplexie, encéphalite, méningite, exaltation, agitation, délire, délirium trémens, fureur, folie, actes insensés.

Applications hétéronomes. (Pôle + sur le côté gauche, pôle — sur le droit). En principe, pour les cas ordinaires, appliquer une lame n° 3 sur le front, et pour les cas plus compliqués, en appliquer en même temps une à la nuque et une autre à la gorge.

Dans les affections périodiques telles que la migraine, les névralgies, on fera les applications dès l'apparition des symptômes précurseurs du mal, et la veille ou l'avant-veille, si les accès se déclarent à jour fixe ou à des jours que l'on peut prévoir. Pour la migraine, le cauchemar et tous les cas où la digestion se fait mal, porter sur l'estomac un plastron à 2, 3 ou 4 lames, suivant la gravité du mal. Il est souvent nécessaire d'exciter l'estomac en calmant le cerveau. Dans les cas de peu de gravité, tant pour préserver que pour guérir, on fait les applications penda t la nuit seulement. Un bracelet porté durant le jour les guérit souvent complètement.

Dans les affections aiguës qui mettent la vie en danger. comme la méningite, les convulsions, les applications doivent être constantes, jusqu'à la disparition des symptômes inquiétants. A partir de ce moment, faire des applications intermittentes, d'autant plus courtes qu'on approche davantage de la guérison.

Dans ces différents cas, et surtout quand la digestion est lente, que l'appétit est paresseux, faire usage de boissons et aliments magnétisés positivement ou d'une façon mixte, pour stimuler les fonctions de l'estomac. Appliquer en même temps des compresses sur le front et sur le sommet de la tête ou faire des lotions et des lavages fréquents avec de l'eau magnétisée négativement et d'une façon mixte.

Affections atoniques. — Anémie cérébrale, hébétude, idiotie, démence, hypocondrie, apathie, indifférence, stupeur, paralysie générale, tremblement, ramollissement du cerveau, cérébro-sclérose.

Applications isonomes. (Pôle + sur le côté droit, pôle — sur le gauche). Exciter le cerveau et l'estomac avec les mêmes pièces que dans les cas précédents.

Aliments et boissons magnétisés positivement. Compresses sur la tête lotions, lavages et frictions avec eau magnétisée positivement ou d'une façon mixte.

Oreilles

Affections inflammatoires. — Maux d'oreilles (otite, otalgie), écoulement (otorrhée), catarrhe de l'oreille.

Applications hétéronomes. Lame n° 3 appliquée soit au front, sur le sommet de la tête, ou bien encore l'un des pôles avançant vers l'oreille affectée. Dans les cas douloureux, en appliquer un autre sous le cou, les pôles dirigés vers les oreilles.

Compresses, injections d'eau magnétisée dans les oreilles. L'eau doit être magnétisée positivement pour l'oreille gauche, négativement pour la droite.

Affections atoniques. — Bourdonnements d'oreilles, bruits, surdité.

Applications isonomes. Mêmes pièces que dans les cas précédents, sur les mêmes régions.

Injections, compresses d'eau magnétisée positivement pour l'oreille droite, négativement pour l'oreille gauche.

Yeux

Affections inflammatoires. — Tumeurs lacrymales, œdème des paupières (cocote), ulcères, conjonctivite, kératite, rétinite, choroïdite, iritis, ophtalmie, blépharite.

Applications hétéronomes. Lame n° 3 sur le front. Dans les cas graves, en appliquer une autre à la nuque.

Compresses sur le front et eau magnétisée d'une façon mixte; laver et baigner les yeux soit avec eau de rose ou eau de plantain magnétisée positivement pour l'œil gauche, négativement pour le droit.

Affections atoniques. — Mouches volantes, faiblesse de la vue, taies, éblouissements, glaucôme, cataracte, amblyopie, achromatopsie, amaurose.

Applications isonomes. Mêmes lames appliquées en sens inverse, sur les mêmes régions.

Compresses sur le front avec eau magnétisée d'une façon mixte ; laver et baigner l'œil droit avec eau magnétisée positivement ; le gauche, avec eau magnétisée négativement.

Nez et fosses nasales

Affections inflammatoires. — Epistaxis (saignement du nez), corysa (rhume de cerveau).

Applications hétéronomes. Lame n° 3 sur le front et lame spéciale sur le nez.

Compresses sur le front avec eau magnétisée d'une façon mixte, aspirer cette eau par le nez. Frictionner le nez et le front avec une pommade (pommade camphrée si le camphre ne déplait pas) magnétisée de la même façon.

Affections atoniques. — Carie des cartillages du nez, sécheresse des narines, perte de l'odorat, ozène, enchifrènement.

Applications isonomes. Mêmes pièces que dans les cas précédents, appliquées sur les mêmes régions.

Compresses, frictions, aspirations avec les mêmes substances également magnétisées.

Bouche et Dents

Affections inflammatoires. — Salivation (stomatite), muguet, gingivite, aphtes, odontalgie (mal de dents), fluxion dentaire, fluxion des gencives.

Applications hétéronomes. Lame n° 3, tantôt sur le front, tantôt sous le menton. Pour les maux de dents, la placer sur le siège de la douleur ou aussi près que possible.

Compresses sur le siège de la douleur, lavage de la bouche, gargarismes avec eau magnétisée négativement ou d'une façon mixte.

Affections atoniques. — Scorbut, putridité des gencives.

Applications isonomes. Mêmes pièces, placées sur les mêmes régions.

Lavages de la bouche, gargarismes avec eau magnétisée positivement ou d'une façon mixte.

Moelle épinière

Affections inflammatoires. — Méningite spinale, ataxie locomotrice, myélite aiguë.

Applications hétéronomes. Plastron à 4 lames tantôt sur les reins, tantôt sur les omoplates. Quand il y a troubles gastriques, appliquer en même temps, un plastron à 3 lames sur l'estomac. En cas d'insomnie, lame n° 3 sur le front pendant la nuit.

Aliments et boissons magnétisés négativement ou d'une façon mixte. Lotions et frictions sur la colonne vertébrale avec subtances magnétisées de la même façon.

Affections atoniques. — Ramollisssement de la moelle, sclérose, paralysie progressive, atrophie musculaire progressive, atrophie nerveuse progressive, myélite chronique, tremblement, paralysie infantile.

Applications isonomes. Mêmes pièces que dans les cas précédents, placées sur les mêmes régions.

Aliments et boissons magnétisés positivement ou d'une façon mixte. Lotions et frictions sur la colonne vertébrale avec substances magnétisées de la même façon.

Reins

Affections inflammatoires. — Albuminurie (mal de Bright), néphrite, pyélite, névralgie des reins, colique néphrétique.

Applications hétéronomes. Plastron à 3 ou à 4 lames sur la région des reins.

Aliments et boissons magnétisés négativement ou d'une façon mixte : lotions et frictions sur les reins avec substances magnétisées positivement ou d'une façon mixte.

Affections atoniques. — Gravelle.

Applications isonomes. Mêmes pièces que dans les cas précédents, placées sur les mêmes régions.

Aliments et boissons magnétisés d'une façon mixte ; lotions et frictions sur les reins avec substances magnétisées négativement ou d'une façon mixte.

Gorge, Larynx et Pharynx

Affections inflammatoires. — Goitre, mal de gorge (laryngite), enrouement, rhume, angine, pharyngite, amygdalite (esquinancie), croup, phtisie laryngée.

Applications hétéronomes. Lames spéciales à la gorge et sur le haut de la poitrine.

Aliments et boissons magnétisés négativement ou d'une façon mixte; gargarismes, frictions avec substances magnétisées de la même façon.

Affections atoniques. — Nasonnement de la voix, disphonie, nasillement, aphonie, dysphagie.

Applications isonomes. Mêmes pièces que dans les cas précédents, placées sur les mêmes régions.

Aliments et boissons magnétisés positivement ou d'une façon mixte; frictions avec substances magnétisées de la même façon.

Cœur et aorte

Affections inflammatoires. — Battements et palpitations de cœur, névralgie du cœur, anévrisme du cœur et de l'aorte, hypertrophie du cœur, péricardite, endocardite, angine de poitrine.

Applications hétéronomes. Lame nº 4 sur la région du cœur, tantôt sur la face postérieure du corps, tantôt sur la face antérieure, pour les cas de peu de gravité; plastron à 2, 3 ou 4 lames pour les cas graves. Un bracelet suffit généralement pour les cas légers.

Boissons et aliments magnétisés d'une façon mixte; frictions sur la région du cœur avec substances magnétisées de la même façon.

Affections atoniques. — Atrophie du cœur, ralentissement de la circulation, syncope, insuffisance des valvules du cœur.

Applications isonomes. Mêmes pièces que dans les cas précédents, appliquées sur les mêmes régions.

Boissons et aliments magnétisés positivement ou d'une façon mixte; frictions énergiques sur la région du cœur et sur tout le côté gauche avec substances magnétisées négativement ou d'une façon mixte.

Poumons, bronches, foie et rate.

Affections inflammatoires. — Grippe, rhume de

poitrine, catarrhe pulmonaire, phtisie pulmonaire, pneumonie (fluxion de poitrine), pleurésie, congestion pulmonaire, bronchite aiguë, coqueluche, névralgie du foie, colique hépatique, cirrhose, vomissement et diarrhée bilieux, hypertrophie de la rate. — Névralgie intercostale.

Applications hétéronomes. Dans les affections de peu de gravité de l'un ou de l'autre de ces organes, lame n° 4 sur la région des poumons, tantôt sur la face antérieure du corps, tantôt sur la face postérieure, à quelques centimètres au-dessous des omoplates. Dans les cas plus graves, plastron à 2, 3 ou 4 lames, sur les mêmes régions.

Dans la phtisie pulmonaire au 2e degré de son développement, quand les crachats s'accumulent dans les bronches, qu'il y a oppression, dyspnée, il est indispensable de combiner les applications hétéronomes avec les isonomes pour activer la circulation et se débarrasser de l'engorgement.

Il est souvent nécessaire de stimuler les fonctions de l'estomac par des boissons et aliments magnétisés d'une façon mixte; frictionner doucement la poitrine avec substances magnétisées de la même façon.

Affections atoniques. — Oppression (étouffement, suffocation), dyspnée, emphysème, asthme, étisie, consomption, obstruction du foie, ictère (jaunisse), spleen, bronchite chronique.

Applications isonomes. Mêmes pièces que dans les cas précédents, appliquées sur les mêmes régions.

Boissons et aliments magnétisés positivement ou d'une façon mixte; frictions énergiques avec substances magnétisées de la même façon.

Estomac

Affections inflammatoires. — Aigreurs, pyrosis, gaz, éructations, vomissements glaireux et bilieux, hématémèse (vomissements de sang), indigestion, crampes d'estomac, gastralgie, gastrite aiguë, fringale, boulimie, dypomanie.

Applications hétéronomes. Dans les cas de peu de gravité, lame n° 4 sur la région de l'estomac, tantôt sur la face antérieure du corps, tantôt sur la face postérieure. Dans les cas plus graves, plastron à 2, 3, ou 4 lames. Le bracelet modifie toujours ces cas.

Aliments et boissons magnétisés négativement pour les cas graves, d'une façon mixte pour les autres.

Affections atoniques. — Pesanteur d'estomac, manque d'appétit, embarras gastrique, cauchemar, dyspepsie, nausées, gastrite chronique.

Applications isonomes. Mêmes pièces que dans les cas précédents, sur les mêmes régions. Dans le cauchemar et l'insomnie, appliquer en même temps une lame n° 3 sur la tête, pendant la nuit, pour calmer.

Aliments et boissons magnétisés positivement pour les cas graves ; d'une façon mixte, pour les autres. Frictions sur les régions de l'estomac (face antérieure et face postérieure), matin et soir avec substances magnétisées de la même façon.

Intestins

Affections inflammatoires. — Coliques, crampes, spasmes, entéralgie (névralgie de l'intestin), entérite, gastro-entérite, péritonite, diarrhée, dysenterie, cholérine, carreau.

Applications hétéronomes. Dans les cas de peu de gravité, lame n° 4 sur la région de l'intestin. Dans les cas graves, plastron à 2, 3 ou 4 lames sur les régions de l'estomac, des intestins et des reins.

Aliments et boissons magnétisés négativement ou d'une façon mixte ; frictions, lavements, bains de siège avec substances magnétisées d'une façon mixte.

Affections atoniques. — Constipation (échauffement), ballonnement, gaz, flatuosités.

Applications isonomes. Mêmes pièces que dans les cas précédents.

Aliments et boissons magnétisés positivement ou d'une façon mixte; lavements, bains de siège, frictions énergiques, substances magnétisées de la même façon,

Anus et Rectum

Affections inflammatoires. — Hémorroïdes, fistules, fissures.

Applications hétéronomes. Plastron à 2 ou à 3 lames sur la région des reins.

Lotions froides au périnée et sur les reins; lavements, bains de siège avec eau magnétisée d'une façon mixte.

Affections atoniques. — Chute du rectum (exanie), évacuation involontaire des matières.

Applications hétéronomes. Plastron à 3 ou à 4 lames sur la région des reins.

Frictions énergiques sur les reins, lotions froides sur les reins et au périnée, lavements, bains de siège avec substances magnétisées d'une façon mixte.

Utérus, Ovaires, Vessie, Urèthre, Prostate

Affections inflammatoires. — Névralgie du col de la matrice, déplacement, déviation, antéversion, rétroversion, leucorrhée (fleurs blanches), règles douloureuses (dysménorrhée), métrorrhagie, métrite, vaginite, ovarite, érosion, granulations, échauffement d'urine, névralgie du col de vessie, catarrhe vésical (cystite), hypertrophie de la prostate, urétrite.

Applications hétéronomes. Dans le cas de peu de gravité, lame n° 4 appliquée tantôt sur la région de la vessie, tantôt sur celle des reins. Dans les cas plus graves, plastron à 2, 3 ou 4 lames, tantôt sur la région de la vessie, tantôt sur celle des reins.

Injections, matin et soir, avec substances magnétisées négativement ou d'une façon mixte.

Affections atoniques. — Suppression de règles (aménorrhée), stérilité, âge critique, incontinence, rétention d'urine, paresse et inertie de la vessie.

Applications isonomes. Mêmes pièces que dans les cas précédents.

Aliments et boissons magnétisés positivement ou d'une façon mixte ; frictions énergiques sur les reins, lavements et injections avec substances magnétisées de la même façon.

Voies spe matiques

Affections inflammatoires. — Névralgie des glandes spermatiques, priapisme, orchite, hydrocèle, hématocèle, blennorragie, échauffement.

Applications hétérénomes. Plastron à deux lames sur la région de la vessie ; en même temps, plastron à 2 ou à 3 lames sur celle des reins et lame n° 1 maintenue sous les testicules au moyen d'un suspensoir.

Bains locaux, lotions tièdes, injections avec substances magnétisées négativement ou d'une façon mixte.

Affections paralytiques. — Pertes séminales, impuissance.

Applications isonomes. Mêmes pièces que dans les cas précédents.

Aliments et boissons magnétisés positivement ou d'une façon mixte; frictions énergiques sur la région des reins, lotions froides au périnée et sur les reins avec substances magnétisées de la même façon.

Articulations, os, muscles et tendons, sciatique, douleurs en général

Affections inflammatoires. — Ostéite, périostite, carie des os, mal de Pott, tumeurs blanches, coxalgie, ..., crampes, crampe des écrivains et des pianistes, contractures, luxations, entorse, foulure, rhumatisme, goutte, arthrite, hydarthrose, hygroma, sciatique, douleurs en général.

Applications hétéronomes. Lames simples ou composées, que l'on appliquera sur le siège de la douleur ou aussi près que possible. Pour la crampe des écrivains et des pianistes, lame n° 1 au poignet, ou mieux encore porter le bracelet. Dans le premier cas ne se sorvir que du porte-plume magnétique. Quand les pieds ou les jambes sont affectés, selon la gravité des cas, lames n° 1 au cou-de-pied, ou lames spéciales sous la plante des pieds Dans la coxalgie et la sciatique, appliquer un plastron à 4 lames sur la région des reins, et lames spéciales sur la partie douloureuse ; pour le mal de Pott, lames spéciales sur le siège du mal.

Pour les bras et les jambes, on aura soin d'appliquer les appareils (je le répète encore) de telle façon que le pôle + soit du côté du pouce, pour les bras comme pour les jambes; et réciproquement, le pôle — sur le côté du petit doigt (application hétéronome qui calme).

Frictions douces et prolongées, lavages avec substances magnétisées d'une façon mixte.

Affections atoniques. — Rachitisme, déviation, déformation de la taille, faiblesse des muscles, tremblement d'un membre, sécheresse, raideur, craquement des articulations, paralysie. Froid aux pieds.

Applications isonomes. Mêmes pièces que dans les cas précédents.

Frictions énergiques, lotions, lavages avec substanses froides magnétisées d'une façon mixte.

Sang, Circulation, Nutrition et Assimilation

Affections inflammatoires. — Chaleur dans les membres, obésité, pléthore. — Fièvres en général ; diabète ; engorgements, obstructions, dépôts, tumeurs, kystes, loupes, cancers.

Applications hétéronomes. Presque toutes ces affections sont très graves ; on ne doit rien négliger pour les combattre. Porter presque continuellement un plastron à 4 lames, tantôt sur les reins, tantôt sur l'estomac ou sur l'intestin.

Les engorgements, les obstructions, les dépôts pourront être guéris de cette façon s'ils sont peu anciens et peu volumineux. A un degré plus avancé, il faudra combiner les applications hétéronomes avec les isonomes. Les tumeurs, les kystes, les cancers seront soulagés, par des applications hétéronomes presque constantes, mais il y a peu de chance de les guérir sans avoir recours au magnétisme humain, au massage magnétique, et peut-être à la chirurgie.

Aliments et boissons magnétisés négativement ou d'une façon mixte, frictions partout, de haut en bas, avec substances magnétisées de la même façon.

Affections atoniques. — Appauvrissement du sang, pâles couleurs, anémie, chlorose, débilité, cachexie, asthénie, adynamie, maigreur.

Applications isonomes. Plastron à 2, 3 ou 4 lames, alternativement placé sur les régions des poumons, de l'estomac et de l'intestin. Dans les cas compliqués, lames spéciales à la plante des pieds. Les dames doivent porter le bracelet.

Aliments et boissons magnétisés positivement ou d'une façon mixte ; frictions partout, de haut en bas, avec substances magnétisées de la même façon.

Affections de la peau, maux 'aventu re

Affections inflammatoires. — Contusion, meurtrissure, plaie, coupure, brûlure, varice, clou, furoncle, anthrax, panari, urticaire, herpès, acné, dartres, eczéma, prurit, prurigo, gourme, teigne, calvitie.

Applications hétéronomes. Selon la gravité des cas et la partie du corps affectée, appliquer sur le siège du mal ou aussi près que possible, soit une lame, soit un plastron à 2, 3 ou 4 lames. Dans les maladies qui envahissent l'ensemble de l'organisme, comme l'urticaire, l'herpès, l'eczéma, diriger l'action sur la région de l'estomac, soit sur la face antérieure, ou sur la face postérieure. Pour la teigne, lame n° 3, au front ou à la nuque.

Dans ces derniers cas, exciter l'intestin par des frictions et par un plastron à 2, 3 ou 4 lames, pour amener une dérivation.

Aliments et boissons magnétisés d'une façon mixte ;

frictions, lotions, lavages avec substances magnétisées de la même façon. — Tenir toujours le ventre libre.

Affections nerveuses.

Affections inflammatoires. — Hypéresthésie, crises de nerfs, convulsions, chorée, hystérie, haut-mal (épilepsie), somnambulisme naturel ou provoqué, catalepsie, léthargie, extase, neurasthénie, état nerveux.

Applications hétéronomes. Agir sur la région de l'estomac, tantôt sur la face antérieure, tantôt sur la face postérieure. Suivant la gravité des cas, employer soit une lame simple, soit un plastron à 2, 3 ou 4 lames.

Dans les crises hystéro-épileptiques, appliquer une lame n° 3 à la nuque pendant la nuit et plastron à 3 ou 4 lames sur la région où la crise semble prendre naissance. Dans le plus grand nombre des cas, c'est de l'épigastre (région de l'estomac) ou des ovaires (région de la vessie. Porter le bracelet toute la journée.

Quand les pieds sont froids, porter une lame n° 1 au cou-de-pied ou une lame spéciale à la plante des pieds.

Aliments et boissons magnétisés négativement ou d'une façon mixte.

Affections atoniques. — Tremblement nerveux, analgésie, anesthésie.

Applications isonomes. Mêmes pièces que dans les cas précédents ; toutefois, un seul appareil suffit généralement. On le laissera presque en permanence sur la région de l'estomac, tantôt sur la face antérieure, tantôt sur la face postérieure. Si cette action est insuffisante, appliquer une lame n° 3, sur le front, et même une autre à la nuque pendant la nuit.

Aliments et boissons magnétisés positivement ou d'une façon mixte.

Toutes ces indications sont applicables aux droitiers qui constituent la très grande majorité du genre humain. Chez les gauchers, la polarité du corps étant inverse, l'application des aimants doit être faite d'une façon opposée.

Les ambidextres et ceux qui ne sont pas franchement gauchers, chercheront à se rendre compte comment les applications doivent être faites pour leur procurer le plus de soulagement possible, et ils y parviendront sans peine.

Tout ce qui précède étant bien compris, les malades peuvent demander les aimants qui leur sont nécessaires. Toutefois, dans les maladies compliquées, il est préférable d'exposer au directeur de l'*Institut magnétique*, aussi succinctement que possible, la nature, la cause, les symptômes du mal, l'âge, le sexe et le tempérament du malade, ainsi que l'époque depuis laquelle il souffre, en indiquant la taille ou la grosseur de la partie affectée, soit en centimètres, soit par l'un des mots : *petit*, *moyen*, *gros*.

CONSEILS PRATIQUES

Ceux qui ne suivent pas les *Leçons cliniques* de l'*Institut magnétique*, peuvent apprendre très facilement la pratique du Magnétisme en lisant les *Conseils pratiques* du professeur H. DURVILLE.

Rédigés dans un style simple et concis qui les met à la portée de toutes les intelligences, avec des exemples de guérison montrant la simplicité et la valeur de la méthode, ces *Conseils* permettent au père et à la mère de famille ainsi qu'à l'amateur d'appliquer le Magnétisme avec succès, au soulagement et à la guérison des diverses maladies dont leurs enfants, leurs parents, leurs amis peuvent être affectés. (Pour bien comprendre le mode d'application, ceux qui n'ont aucune idée du Magnétisme devront lire les *Procédés magnétiques* de l'auteur, brochure de propagande à 20 centimes.)

Les *Conseils pratiques* qui sont publiés s'appliquent aux cas suivants :

Amygdalite, Angine, Anémie, Anémie cérébrale, Apoplexie cérébrale, Asthme, Ataxie locomotrice. — Battements de cœur, Blépharite, Bronchite. — Catalepsie, Catarrhe vésical, Céphalalgie, Chlorose, Choréïdite, Chute des cheveux, Congestion cérébrale, Conjonctivite, Constipation, Crampes, Crampes d'estomac, Crampe des écrivains et des pianistes, Crises de nerfs, Croup, Cystite. — Danse de Saint-Guy, Délire, Delirium tremens, Double conscience, Dyspepsie. — Emphysème, Encéphalite aiguë, Encéphalite chronique, Entérite, Entorse, Épilepsie, Esquinancie, Essoufflement, État nerveux, Étourdissements. — Fibromes, Fièvre cérébrale, Fièvre typhoïde, Fluxion de poitrine, Folie. — Gastralgie, Gastrite, Gastro-entérite, Glaucome, Goitre, Goutte. — Hallucinations, Hémiplégie, Hydropisie, Hypocondrie, Hystérie. — Ictère, Idiotie, Imbécillité, Impulsions, Insomnie, Iritis. — Jaunisse. — Kératite. — Laryngite, Léthargie, Lumbago. — Mal de mer, Mal de dents, Manies hystériques, Mélancolie, Méningite, Migraine, Myélite. — Nervosisme, Neurasthénie, Névralgie simple, Névralgie faciale, Névroses. — Obésité, Obsession, Odontalgie, Ophtalmie, Oppression, Otalgie, Otite, Otorrhée. — Pâles couleurs, Paralysie simple, Paralysie faciale, Paraplégie, Pharyngite, Phtisie pulmonaire, Phtisie laryngée, Pneumonie, Prostatite. — Rétinite. — Sarcomes, Sciatique, Somnambulisme spontané, Spasmes, Surdité, Surdi-mutité, Syncope. — Tic douloureux, Tumeurs. — Urétrite. — Vertige, Vomissements, Vomissements incoercibles de la grossesse.

Chaque *Conseil pratique*, inséré dans un numéro du *Journal du Magnétisme*, est envoyé contre 50 centimes.

Le traitement de toutes les maladies sera successivement publié sous la forme d'autant de *Conseils pratiques*. En attendant que ce travail considérable soit achevé, le professeur H. DURVILLE se tient à la disposition des malades pour leur expliquer, par correspondance, tous les détails du traitement magnétique qu'ils peuvent faire, soit par eux-mêmes, soit par l'intermédiaire d'un parent ou d'un ami dévoué. Pour cela, indiquer la cause probable de la maladie, la nature, les symptômes, etc.

Prix d'un Conseil pratique *écrit spécialement pour un cas qui n'a pas encore été publié*. .... 10 fr.

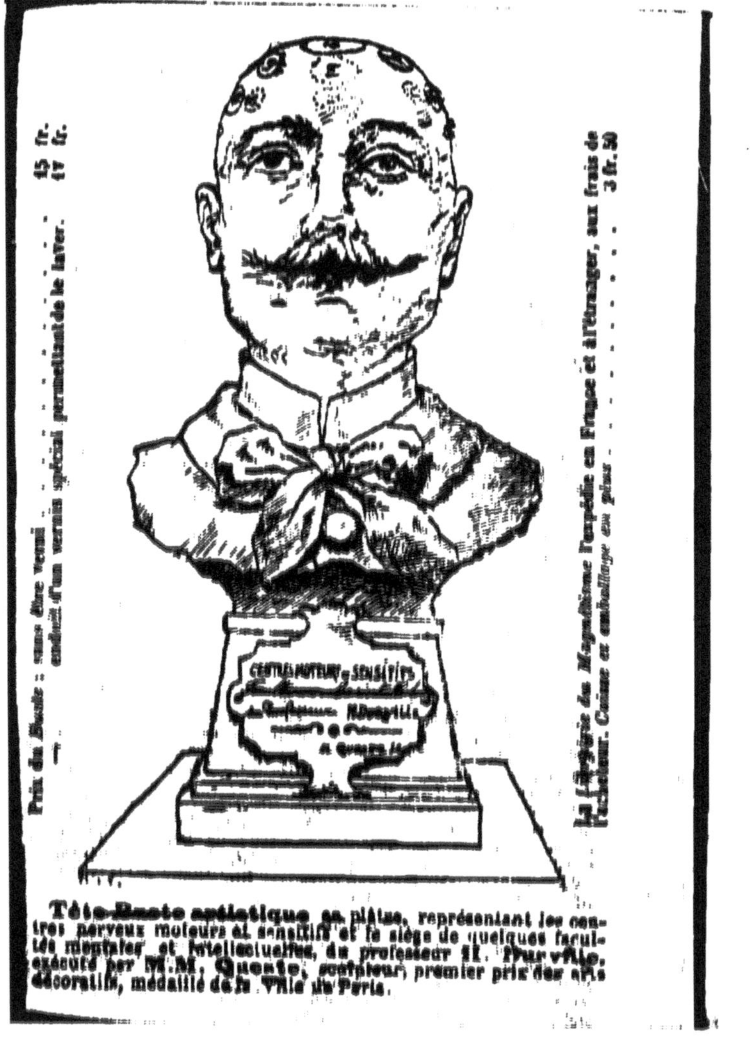

Tête-Buste artistique en plâtre, représentant les centres nerveux moteurs et sensitifs et le siège de quelques facultés mentales et intellectuelles, du professeur H. Durville, exécuté par M. M. Quente, sculpteur, premier prix des arts décoratifs, médaillé de la Ville de Paris.

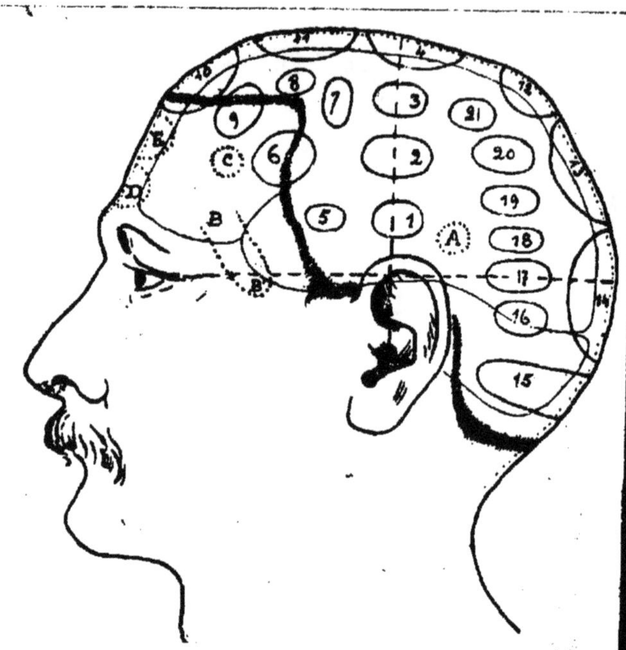

CENTRES MOTEURS ET SENSITIFS

1. Centre sensitif du bras. — 2. Centre sensitif de la jambe. — 3. Centre moteur de la rate. — 4. Centre des nerfs spinaux. — 5. Centre moteur de l'oreille. — 6. Centre moteur de la tête, de la langue et du cou (à *gauche, langage articulé de Broca*). — 7. Centre moteur du cœur. — 8. Centre sensitif des seins. — 9. Centre sensitif des poumons. — 10. Centre du foie. — 11. Impression, croyance. — 12. Centre du nez. — 13. Centre moteur de l'estomac. — 14. Centre génésique. — 15. Coordination des mouvements, tact. — 16. Centre du larynx. — 17. Centre sensitif de la bouche et des dents. — 18. Centre de l'audition. — 19. Reins, organes génito-urinaires. — 20. Centre de la vision. — 21. Centre moteur de l'intestin.

FACULTÉS MORALES ET INTELLECTUELLES

A. Douceur à gauche, colère à droite. — B. Formes de la mémoire. — B' à gauche, souvenirs gais; envie de rire et de se moquer, prendre tout en riant; satisfaction. — B' à droite, souvenirs tristes; rend sombre et rêveur; mélancolie, mécontentement. — C. Gaîté à gauche, tristesse à droite. — D. Attention. — E. Volonté.

LIBRAIRIE DU MAGNÉTISME

(EXTRAIT DU CATALOGUE)

* BARADUC. — *Observations sur le magnétisme. Electro-Magnétisme* . . . . 50 cent.

* BAYONNE. — *De l'Ignium, ou Magnétisme animal.* . . . . 3 fr.

La physiologie et l'action de certaines substances sont traitées autant que le magnétisme humain. C'est l'œuvre d'un médecin, qui s'adresse surtout aux médecins.

* A. BUÉ. — *Le Magnétisme curatif*, 2 vol.

 * I. — *Manuel technique* . . . . . . 2 fr.
 * II. — *Psycho-physiologie*. . . . . . 3 fr.

Excellents ouvrages. Le premier expose la pratique magnétique; le second traite plus spécialement des théories.

* J. de CAZENEUVE. — *Les Grands hommes caractérisés par leurs noms* (Lamartine, Flammarion, V. Hugo, le baron du Potet), avec appendice sur le magnétisme. . . . . 3 fr.

Œuvre d'un magnétiste convaincu, qui voit dans les noms une relation intime avec le caractère et l'aptitude des individus. Ouvrage très curieux, que tous les partisans du magnétisme et de l'occultisme devraient posséder.

* CHEVILLARD. — *Études expérimentales sur certains phénomènes nerveux, et solution rationnelle du problème dit spirite.* 4e édit., revue, corrigée et précédée d'un aperçu sur le magnétisme. . 2 fr.

L'auteur cherche à démontrer que le plus grand nombre des phénomènes spirites ne sont dûs qu'au magnétisme.

* DAVID. — *Magnétisme animal*, suggestion hypnotique et post-hypnotique. . . . 2 fr. 50

On y trouve plusieurs expériences très curieuses et assez importantes.

M. DECRESPE. — *Magnétisme, hypnotisme, somnambulisme*, avec figures, 20 cent., par la poste. . . . . 30 cent.

* — *Recherches sur les conditions d'expérimentation personnelle en physio-psychologie.* 75 cent.

La théorie de la polarité est fort bien exposée dans le premier ouvrage. Dans le second, l'auteur nous montre que pour obtenir des phénomènes dignes de remarque, il est nécessaire de se soumettre à certaines règles, ou eux, de s'entrainer.

* DELBŒUF. — *L'Hypnotisme*, et la liberté des réunions publiques. . . . . 2 fr.

L'auteur, un apôtre convaincu du magnétisme et de l'hypnotisme, voudrait la liberté entière des représentations publiques et de la pratique du magnétisme curatif.

* DELÉZINIER. — *Essai de théorie de quelques phénomènes électriques*, comme base de mesure des effets de transformation de l'od. . 75 cent.

Fort savant travail de calcul différentiel, par un médecin, qui corrobore les résultats des sciences naturelles.

* DIGBY. — *Discours fait en une célèbre Assemblée*, par le Chevalier Digby, touchant la *Guérison des Playes par la poudre de sympathie*. Edit. de 1666, reproduite par G. Demarest. . . 3 fr.

Dans cet ouvrage, on trouve exposé de la théorie des guérisons obtenues par la poudre de sympathie du chevalier Dygby, qui fit tant de bruit au XVIIe siècle. Très important pour ceux qui s'intéressent aux origines du magnétisme thérapeutique.

*H. DURVILLE. — *Traité expérimental de Magnétisme*, avec portrait, signature autographe de auteur et nombreuses figures. Cours professé à l'École pratique de Magnétisme et de massage. *Physique magnétique*. 2 vol. reliés. Chaque vol. 3 fr.

Après avoir démontré que l'agent magnétique est un agent physique qui obéit aux lois de la polarité, comme l'électricité et le magnétisme propre à l'aimant, l'auteur formule les lois qui régissent ses actions sur le corps humain, qui, lui-même est polarisé. Avec la polarité pour base, le magnétisme tant discuté sort enfin de l'empirisme pour entrer dans le domaine de la science.

Écrit dans un style simple, concis, à la portée de toutes les intelligences, cet ouvrage est indispensable à tous ceux qui veulent étudier le Magnétisme, tant au point de vue expérimental qu'au point de vue thérapeutique.

* FOVEAU DE COURMELLES.—*Le Magnétisme devant la loi*. . . . . 1 fr.

*— *L'Hypnotisme*, avec 43 fig . . . . 3 fr.

Ouvrages d'un jeune médecin très apprécié. *L'Hypnotisme* est une très bonne œuvre de vulgarisation, où toutes les méthodes magnético-hypnotiques sont exposées.

* J. GÉRARD. — *Mémoire sur l'état actuel du Magnétisme*. . . . . 1 fr.

L'auteur, devenu un médecin distingué, est un vétéran du magnétisme. Son mémoire, très bien écrit, mérite d'être lu.

* HUGUET. — *Mémoire sur le Magnétisme curatif* . . . . 1 fr.

Petit ouvrage d'un médecin, qui cite quelques guérisons extraordinaires obtenues dans sa pratique. Devrait être entre les mains de tous les médecins et de tous les malades.

* L. LOBET. — *L'hypnotisme en Belgique et le projet de loi soumis aux Chambres*. . . 50 cent.

*—*L'hypnotisme devant les Chambres belges*. Lettre ouverte à M. le Sénateur *** . . . . 25 cent.

Deux intéressantes brochures d'un vulgarisateur du magnétisme, en Belgique.

*LE MAGNÉTISME HUMAIN appliqué au soulagement et à la guérison des maladies. Rapport général, d'après le compte rendu des séances du Congrès international de 1889, avec préface de Camille Flammarion. . . . . 10 fr.

Très important ouvrage, rempli de travaux inédits, qui montre fort bien l'état du magnétisme à cette époque.

*PERRONNET. — *Force psychique et suggestion mentale.* Leur démonstration, leur explication et leurs applications possibles à la thérapeutique et à la médecine légale. . . . . 3 fr.

* — *Note sur l'hypnagogisme et l'hypnexodisme* . . . . 0 fr. 50

Très bons ouvrages d'un médecin convaincu de la réalité du Magnétisme et de sa valeur thérapeutique.

DE ROCHAS. — *Le Fluide des magnétiseurs.* Précis des expériences de Reichenbach sur ses propriétés physiques et physiologiques. . 5 fr.

* — *Les états superficiels de l'hypnose.* 2 fr. 50

* — *L'Envoûtement.* Documents historiques et expérimentaux . . . . 50 cent.

* — *L'Extériorisation de la sensibilité,* avec figures dans le texte et 4 planches en couleurs. 7 fr.

Très bons ouvrages sur la polarité. Le premier est une traduction annotée de l'un des meilleurs mémoires de Reichembach. Le titre des derniers indique suffisamment leur objet.

ROUXEL. — *Rapports du Magnétisme et du Spiritisme.* . . . . 5 fr.

*— *Histoire et philosophie du Magnétisme,* 2 vol. illustrés de nombreuses figures. Reliés.

* I. — *Chez les anciens* . . . . 3 fr.

* II. — *Chez les modernes* . . . . 3 fr.

Excellents ouvrages, traitant surtout de l'histoire du magnétisme et de ses rapports avec le spiritisme. L'auteur y démontre que toutes les théories hypnotiques étaient connues des disciples de Mesmer dès la fin du siècle dernier. Le dernier est le Cours professé par l'auteur à l'*Ecole pratique de Magnétisme et de Massage.*

A. Aksakof. — *Animisme et spiritisme.* Essai d'un examen critique des phénomènes médiumniques, avec portrait de l'auteur et 10 planches 10 f.

* A.-E. BADAIRE. — *La joie de mourir..* 1 fr.

BERNARD LAZARE. — *La Télépathie et le néo-spiritualisme* . . . . 1 fr. 50

* A. BELLEMARE. — *Spirite et Chrétien.* 3 fr. 50

* BODISCO. *Traits de Lumière.* Recherches psychiques. Preuves matérielles de la vie future. 5 fr.

* Mme Ant. BOURDIN. — *La Consolée.* 1 fr. 50

* — *Les deux sœurs,* roman historique. . 3 fr.

* — *Les souvenirs de la foli* . . . . . 3 fr.

* — *Entre deux globes.* . . . . 3 fr.

* — *Cosmogonie des fluides.* Le Christ esprit protecteur de la terre. . . . . 1 fr. 50

— *Les esprits professeurs* . . . . 2 fr.

* — *Pour les enfants.* . . . . 2 fr.

* CHAIGNEAU. — *Les Chrysanthèmes de Marie,* avec un beau portrait. . . . . 3 fr. 50

* COURTÉPÉE. — *L'Unité de la vie passée, présente et future,* ou l'immortalité individuelle et collective. . . . . 1 fr. 50

* G. DELANNE. — *Le phénomène spirite.* Témoignage des faits . . . . 2 fr.

* — *Le Spiritisme devant la science* . 3 fr. 50

* R. MAYGRIER. — *Les mésaventures d'un spirite*, avec lettre de Papus. . . . . 3 fr. 50

* METZGER. — *Essai de spiritisme scientifique* 2 fr. 50

OUVRAGES DE PROPAGANDE

à 15 centimes.

ALMANACH SPIRITE pour 1890-91-92 (3 broch.).

H. DURVILLE. — *Bibliographie du Magnétisme et des sciences occultes.*

— *L'Enseignement du Magnétisme*; avec préface de PAPUS.

— *Application de l'aimant au traitement des maladies* avec 13 figures.

L. GUÉNEAU. — *La Terre.* Evolution de la vie à sa surface; son passé, son présent, son avenir, par VAUCHEZ (compte-rendu).

PAPUS. — *L'Occultisme.*

— *Le Spiritisme.*

E. VAUCHEZ. — *L'Education morale*, avec fig.

RIPAULT. — *L'Univers macranthrope.*

A 20 centimes

Le libre exercice de la médecine réclamé par les médecins. — Documents recueillis par H. DURVILLE.

La liberté de la médecine. — I. Pratique médicale chez les anciens, par ROUXEL.

Travaux du Congrès de 1893

I. *Compte-rendu des Travaux du Congrès.* Discours. — Discussions. — Réponses aux questions du programme. — Vœux et Résolutions, etc.

II. — *Rapport au Congrès* sur les travaux de la *Ligue* et l'organisation du *Congrès*, appréciations de la Presse, arguments en faveur du libre exercice de la médecine, par H. DURVILLE, *délégué* du Comité.

III. — *Thèse sur le libre exercice de la médecine*, soutenue en faveur de l'humanité souffrante, par le docteur G. DE MESSIMY.

IV. — *La liberté de tuer, la liberté de guérir.* II. *Le Magnétisme et l'Alcoolisme*, par FABIUS DE CHAMPVILLE.

V. — *La liberté de la médecine.* II. Pratique médicale chez les modernes, par ROUXEL.

VII. — *Le libre exercice de la médecine réclamé par les médecins.* II. Documents divers, correspondance).

VIII. — I. *L'art médical*, par DANIAUD. — II. *Note sur l'enseignement et la pratique de la médecine en Chine*, par un LETTRÉ CHINOIS. — III. *Extrait de la Correspondance.* — IV. *Articles de journaux.*

IX. — *Sur un cas d'internement arbitraire*, par Mme DERONZIER.

ALMANACH SPIRITE ET MAGNÉTIQUE illustré pour 1893.
DEBOISSOUZE. — *Guérison certaine du choléra en quelques heures, des fièvres graves, congestions, apoplexie et rage*, 6e édit.
H. DURVILLE. — *Procédés magnétiques de l'auteur*, avec 3 fig.
— *Le Magnétisme humain considéré comme agent physique.*
— *Lois physiques du magnétisme.* — *Polarité humaine.*

G. FABIUS DE CHAMPVILLE. — *La transmission de pensée.*
— *La Science psychique*, d'ap. l'œuvre de M. SIMONIN, av. 1 fig.

ROUXEL. — *Théorie et pratique du spiritisme.* — Consolation à Sophie. L'âme humaine. Démonstration rationnelle et expérimentale de son existence, de son immortalité et de la réalité des communications entre les vivants et les morts.

A 30 centimes

CHESNAIS. — *Le Trésor du Foyer.* (Nouvelle édit.)
H. DURVILLE. — *Le Massage et le Magnétisme* sous l'empire de la loi du 30 novembre 1892 sur l'exercice de la médecine. *Règlement statutaire* de l'Ecole pratique de Magnétisme et de massage. — *Statuts* du Syndicat des masseurs et magnétiseurs de Paris.
— *Le Magnétisme des animaux.* Zoothérapie. Polarité.
— *Le Magnétisme considéré comme agent lumineux*, avec figures.
LUCIE GRANGE. — *Manuel du Spiritisme.*
LEBEL. — *Essai d'Initiation à la vie spirituelle.*
LETOQUART. *La Médecine jugée* par Broussais, Bordeu, Barthez, Bichat, Stahl, Magendie, Raspail, etc., etc.
PELIN. *La médecine qui tue! Le Magnétisme qui guérit.* Le rêve et les faits magnétiques expliqués. *Homo Duplex.*
P.-C. REVEL. — *Esquisse d'un système de la nature* fondé sur la loi du hasard, suivi d'un essai sur la vie future considérée au point de vue biologique et philosophique. Nouvelle édition.
ROUXEL. — *L'Art d'abréger la vie.*
Manuel-Guide du collectionneur de timbres-poste.
La Graphologie pour tous. — Exposé des principaux signes permettant très facilement à chacun de connaître les qualités ou les défauts des autres par l'examen de leur écriture, etc., avec figures.

ED. VAUCHEZ. — *Messieurs de Loyola.* — La Banqueroute de la Science et la Faillite de l'Instruction obligatoire, gratuite et laïque.

Nota. — Les ouvrages de propagande sont vendus en gros avec les réductions suivantes :

Par 500 exemplaires,	assortis ou non.	50 0/0	de remise.
100 —	—	40 0/0	
50 —	—	30 0/0	
25 —	—	25 0/0	

PORTRAITS

En photogravure à 20 centimes.

ALLAN KARDEC, BERTRAND, BRAID, CAHAGNET, CHARCOT, CHARPIGNON, DELEUZE, DURAND (DE GROS), DURVILLE, GREATRAKES, VAN HELMONT, LAFONTAINE, LUYS, MESMER, PARACELSE, PÉTETIN, DU POTET, le marquis DE PUYSÉGUR, RICARD, TESTE.

En phototypie, à 1 fr.

(Collection de la « Irradiacion ».)

ALLAN KARDEC, J.-M.-F. COLAVIDA, ESTRELLA, C. FLAMMARION, MARIETTA.

Photographies à 1 fr.

CAGLIOSTRO, CAHAGNET, DELEUZE, A. DE GASPARIN, LUCIE GRANGE, VAN HELMONT, LE ZOUAVE JACOB, CH. LAFONTAINE, PARACELSE, DU POTET, DE PUYSÉGUR, RICARD, SALVETTE. —

TRAITEMENT DES MALADIES

à la portée de tous les malades, par les aimants vitalisés du professeur H. DURVILLE

Les aimants vitalisés guérissent ou soulagent toutes les maladies. L'immense avantage qu'ils possèdent sur tous les autres modes de traitement, c'est que l'on peut, selon la nature de la maladie, augmenter ou diminuer l'activité organique et rétablir ainsi l'équilibre des forces qui constitue la santé. Les douleurs vives cessent au bout de quelques instants, les accès deviennent moins fréquents et la guérison se fait sans modifier son régime et ses habitudes.

Leur emploi se généralise dans le traitement des diverses maladies et plus particulièrement dans les cas nerveux, où les médicaments font souvent du mal, même en guérissant. Ces aimants comprennent plusieurs catégories :

Lames magnétiques

Au nombre de 4, elles s'emploient dans les cas suivants :

Le nº 1 : Contre la crampe des écrivains et des pianistes, les affections des bras, du bas des jambes, des pieds et l'organe génital chez l'homme.

Le nº 2 : Contre les affections des jambes, de la gorge et du larynx.

Le nº 3 : Contre les bourdonnements, la surdité, la migraine, les maux de dents, les névralgies, l'insomnie, les maux de tête et toutes les affections du cerveau, y compris les affections mentales. — Contre la sciatique.

Le nº 4 : Contre les affections des reins, des poumons, du foie, du cœur, de la rate, de l'estomac, de l'intestin, de la vessie, de la matrice et des ovaires. — Contre les maladies de la moelle épinière.

Ces lames, qui ne diffèrent que par la courbure et la longueur, ne répondent pas à tous les besoins ; on fait des lames dites *spéciales* ne portant pas de numéro, qui servent dans certains cas. — *Prix de chaque lame*............ 5 fr.

Plastrons magnétiques

Dans beaucoup de maladies anciennes et rebelles, une seule lame n'est pas toujours suffisante pour vaincre le mal. Pour obtenir une plus grande somme d'action, plusieurs lames sont réunies pour former des *plastrons*. *Les plastrons valent* 10, 15 *ou* 20 *fr., selon qu'ils ont* 2, 3 *ou* 4 *lames.*

Barreau magnétique

Avec accessoires pour magnétiser les *boissons* et aliments.
Prix de chaque appareil .... 10 fr.

Porte-Plume magnétique

contre la crampe des écrivains. *Prix du porte-plume* .... 5 fr.

Bracelet magnétique

Bijou très élégant. — S'emploie contre tous malaises : maux de tête ou d'estomac, palpitations et battements de cœur, névralgie et migraine légères, douleurs dans les bras, crampe des écrivains et des pianistes, etc. etc. On le fait de quatre grandeurs : sans numéro pour les enfants ; avec les numéros 1, 2, 3, pour les grandes personnes. Pour celles-ci, indiquer la grosseur du poignet par l'un des mots *petit, moyen, gros*.

Prix du bracelet, quelle que soit la grandeur.............. 10 fr.

Sensitivomètre

S'emploie surtout pour se rendre compte si les personnes sont susceptibles d'être endormies par le magnétisme ou par l'hypnotisme et pour mesurer leur degré de sensitivité. — *Prix de chaque sensitivomètre*....... 10 fr.

Les aimants du professeur H. Durville sont soumis à l'aimantation ordinaire et à une opération spéciale : la *vitalisation*, qui augmente considérablement leur puissance curative. Quoiqu'ils perdent peu de leur aimantation, la *force vitale* disparait plus ou moins au bout de 1 à 4 mois, selon l'usage qu'on en fait. Il faut alors les renvoyer à l'*Institut* pour être revitalisés.

Prix de la vitalisation, pour chaque pièce simple........... 2 fr.

Prix de la vitalisation, nickelage ou garniture.. id....... 3 fr.

Les malades peuvent choisir eux-mêmes les appareils qui leur sont nécessaires; toutefois, dans les maladies compliquées, il est préférable d'exposer au directeur de l'*Institut*, la nature, la cause, les symptômes de la maladie, l'époque depuis laquelle on souffre, etc. En précisant le mode d'emploi, on indique les appareils que l'on doit employer avec le plus de chance de succès.

Toute demande doit être accompagnée d'un mandat à l'ordre de M. H. Durville, 23, rue St-Merri, Paris. Pour les pays où les envois d'argent sont coûteux, on accepte le payement en timbres-poste, moyennant une augmentation de 15 0/0.

LIBRAIRIE DU MAGNÉTISME

La *Librairie du Magnétisme* édite les ouvrages traitant de cette question et réunit tous les meilleurs ouvrages publiés à Paris, en province et à l'étranger sur le Magnétisme, l'Hypnotisme, le Spiritisme et l'Occultisme. — *Demander le Catalogue*. — Grand choix d'ouvrages anciens.

A titre de commission, elle fournit à ses clients tous ouvrages de librairie, au prix marqué par l'éditeur, et fait les abonnements à tous les journaux et revues. Elle achète ou échange tous ouvrages, portraits, gravures, etc., anciens et modernes, traitant du Magnétisme et des diverses branches qui s'y rattachent, ainsi que les timbres-poste anciens de tous les pays.

Prime. — Tous ceux qui, par l'intermédiaire de la *Librairie du Magnétisme*, s'abonnent à un journal politique, scientifique ou littéraire ou qui achètent des ouvrages de librairie, quels qu'ils soient, peuvent recevoir gratuitement le *Journal du Magnétisme* pendant une année.

Pour recevoir cette prime, joindre au montant de la demande 1 fr 50 pour démarches, port et emballage.

MASSAGE — MAGNÉTISME

Massage magnétique, par le professeur H. DURVILLE directeur de l'*Ecole pratique de Magnétisme et de Massage*, et par Mme DURVILLE. Tous les jours, 23, rue Saint-Merri, de 1 à 4 heures, excepté le jeudi et le dimanche. Traitement à domicile, soit par le directeur, soit par un élève.

TABLE DES MATIÈRES

Cours de l'École pratique de Magnétisme et de Massage

La *Librairie du Magnétisme* publie tous les cours professés à l'*École pratique de Magnétisme et de Massage.*

Dans l'ordre où ils sont professés, les principaux cours sont :

1° *Anatomie descriptive*, à l'usage des gens du monde et des élèves de l'*École pratique de Magnétisme et de Massage.* Cours professé par le docteur MOUTIN, recueilli et mis en ordre par PH. RENAUD. 1 vol.

2° *Histoire et philosophie du Magnétisme.* Cours professé par ROUXEL. 2 vol.

3° *Physique magnétique.* Cours professé par H. DURVILLE. 2 vol.

4° *Physiologie synthétique.* Cours professé par le docteur ENCAUSSE (Papus). 1 vol.

5° *Procédés et théories du Magnétisme.* Cours professé par H. DURVILLE. 1 vol.

6° *Expérimentation magnétique.* Cours professé par H. DURVILLE, DÉMAREST, PH. RENAUD, JAMET. 1 vol.

7° *Massage.* Cours professé par PH. RENAUD. 2 vol.

8° *Pathologie et thérapeutique magnétiques.* Cours professé par H. DURVILLE. 5 vol.

Cette collection constitue l'enseignement méthodique le plus complet, le plus pratique qui ait paru sur le Magnétisme et le Massage. Elle remplace le *Traité expérimental et thérapeutique de magnétisme*, par H. Durville, qui devait paraître en 10 volumes.

Celui qui veut pratiquer le magnétisme ou le massage par profession, le médecin, l'amateur ou le père de famille qui veulent seulement le pratiquer au foyer domestique, trouveront là un guide sûr qui leur enseignera une méthode simple et facile, à la portée de tous, pour guérir ou soulager toutes les maladies.

Les cours principaux de l'*École pratique de Magnétisme et de Massage*, forment une collection de 15 volumes, format in-18, reliés, qui sont illustrés de 8 à 900 portraits, figures, vignettes, etc.

Le prix de chaque volume est de 3 francs.

SOUSCRIPTION. — La collection complète des Cours sera remise au prix de 30 fr. au lieu de 45 :

1° Aux élèves de l'*École* ;

2° Aux membres de la *Société Magnétique de France* ;

3° Aux médecins et aux abonnés du *Journal du Magnétisme* qui verseront dès maintenant cette somme au directeur de la *Librairie du Magnétisme.*

La Direction de l'*École* et celle de la *Librairie du Magnétisme* espèrent que cette publication sera terminée en 1898.

ÉCOLE PRATIQUE DE MAGNÉTISME ET DE MASSAGE

FONDÉE EN 1893

(*Enseignement supérieur libre reconnu par décision du 26 Mars 1895*)

Dirigée par le Professeur H. DURVILLE

Sous le Patronage de la **Société Magnétique de France.**

Directeurs-adjoints : MM. les Docteurs ENCAUSSE (PAPUS) et MOUTIN.
Administrateurs : MM. BEAUDELOT, DÉMAREST et DURVILLE.

23, Rue Saint-Merri, 23

L'*Ecole* a pour but de former des praticiens expérimentés et de mettre le Magnétisme thérapeutique et le Massage à la portée des gens du monde.

L'enseignement est divisé en deux parties comprenant :

1° *Enseignement théorique et pratique*, se divisant en cours d'Anatomie descriptive, de Physiologie, d'Histoire et Philosophie du Magnétisme, de Physique magnétique, de Procédés et Théories du Magnétisme, d'Expérimentation, de Pathologie et Thérapeutique magnétiques, de Massage, de Psychologie, etc., etc., par des médecins et des professeurs spéciaux.

2° *Enseignement clinique*.

La première partie de l'enseignement a lieu les lundis, mercredis et vendredis de chaque semaine, à 8 h. 1/2 du soir, du 1er octobre au 30 juin ; la seconde, toute l'année, le jeudi et le dimanche, à 9 heures du matin, à la *Clinique de l'Ecole*.

Après un examen passé devant une commission spéciale, les élèves qui ont les aptitudes suffisantes reçoivent un diplôme de *Magnétiseur praticien*. Un enseignement supérieur est destiné à former des professeurs.

Le magnétisme humain est une force inhérente à l'organisme et toute personne dont la santé est équilibrée peut guérir ou soulager son semblable. Dans la plupart des cas, sans connaissances médicales, l'homme peut être le médecin de sa femme ; celle-ci, le médecin de son mari et de ses enfants. *L'aimant, le magnétisme terrestre et presque tous les corps ou agents de la nature peuvent servir d'auxiliaires.*

Dans les maladies graves où la vie est en danger, quelques magnétisations faites dans les règles de l'art suffisent presque toujours pour faire cesser les symptômes alarmants. Un parent, un ami, un domestique animé du désir de faire le bien, peut souvent acquérir en quelques jours les connaissances suffisantes pour guérir la maladie la plus rebelle, si les organes essentiels à la vie ne sont pas trop profondément altérés.

L'Enseignement de l'*Ecole* est destiné à obtenir ce résultat, autant qu'à former des magnétiseurs et des masseurs professionnels.

En dehors de l'enseignement donné à l'*Ecole*, le directeur se met à la disposition de ceux qui ne peuvent pas se déplacer, soit à Paris, en Province et même à l'Étranger, pour organiser le traitement au lit du malade et mettre un parent, un ami, en état de continuer le traitement.

Le directeur reçoit le jeudi et le dimanche, de 10 heures à midi ; les autres jours, de 1 heure à 4 heures.

Paris. — Imp. A. MALVERGE, 171, rue Saint-Denis.

76

www.ingramcontent.com/pod-product-compliance
Ingram Content Group UK Ltd.
Pitfield, Milton Keynes, MK11 3LW, UK
UKHW020210200726
13856UKWH00004B/1291